常见病彻底图解

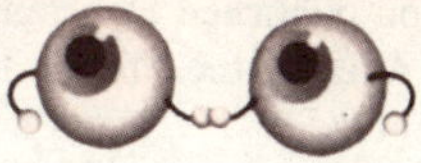

肝病

丙型肝炎、肝癌与脂肪肝的最新疗法

主　　编　（日）与芝　真（昭和大学藤丘医院消化内科）

翻　　译　胡志伟（河南中医学院外语学院）

翻译主审　杨英豪（河南中医学院亚健康研究所）

　　　　　潘万旗（河南中医学院亚健康研究所）

河南科学技术出版社

·郑州·

图书在版编目（CIP）数据

肝病/（日）与芝　真主编；胡志伟译. —郑州：河南科学技术出版社，2014.1
（常见病彻底图解）
ISBN 978-7-5349-6786-3

Ⅰ.①肝…　Ⅱ.①与…　②胡…　Ⅲ.①肝疾病-防治-图解
Ⅳ.①R575-64

中国版本图书馆CIP数据核字（2014）第000032号

出版发行：河南科学技术出版社
地址：郑州市经五路66号　邮编：450002
电话：(0371) 65788627
网址：www.hnstp.cn
策划编辑：马艳茹
责任编辑：范广红
责任校对：崔春娟
封面设计：李　冉
版式设计：孙　嵩
责任印制：朱　飞
印　　刷：郑州文华印务有限公司
经　　销：全国新华书店
幅面尺寸：140 mm×202 mm　印张：6.875　字数：104千字
版　　次：2014年1月第1版　2014年1月第1次印刷
定　　价：26.00元

如发现印、装质量问题，影响阅读，请与出版社联系并调换。

求对医，治好病

前些年，要说到肝病的治疗，最基本的方法有两种，第一是静养，第二是加强营养。但是，现在很多人已经意识到，大部分肝病是由于肝炎病毒的存在所导致，因此，肝病的治疗方法也取得了长足的进步。

在日本，肝病曾被看作是由生活习惯而导致的病患，即患者日常的生活习惯、生活方式是肝病发生及恶化的主要原因。而在本书中，肝病被明确地定义为“传染病”。某些肝病，比如酒精肝和脂肪肝患者的确与肝病患者的生活习惯有着很大的关系，但是日本的肝病患者中，病情较为严重的多由病毒感染所致，他们中的绝大多数人，如果不采取相应的药物治疗方法，肝病将无法痊愈。

如今，医疗技术的发展日新月异。与此同时，肝病也在全球迅速蔓延。近年来肝病研究表明，病毒的不同特征会引发不同类型的肝病，而且肝病与患者自身的免疫力有着密切的联系。

在过去很长一段时间里，人们一直误以为肝病治疗的目标就是使血清谷草转氨酶（GOT）和谷丙转氨酶（GPT）即肝功能恢复到正常指标。而事实上，不同类型的肝病有着不同的治疗目标，比如丙型肝炎的治疗目标应该是彻底清除体内病毒，使肝功能恢复正常；而乙型肝炎的治疗目标则是持续抑制乙肝病毒的复制等。因此，过去所提倡的静养和加强营养的方法对于肝病的治愈远远不够，关键还在于药物治疗。这也恰恰说明，治愈肝病，对于医生来说是极大的挑战。

曾几何时被看作是难以治愈的肺结核，如今已能被轻而易举地治愈。我们应该坚信，病毒性肝炎也会像肺结核一样，某一天也能被轻松治愈。现在，利用干扰素等多种药物组合，肝病治愈的可能性已大大提高。我相信在不久的将来，副作用小的口服肝病治疗药物也会不断出现。因此，我建议肝病患者一定要对未来充满信心，总有一天你的肝病也一定会痊愈。

考虑到本书为普及性医学图书，为使读者更容易读懂，本书大约一半的篇幅，使用了插图。也许会有人误认为：好懂=低水平。但是本书的定位是，既有一定的专业水准，又能使读者轻松理解。同时，我也希望，更多肝病患者及关心肝病的人们能在百忙中抽出时间来读读本书。

昭和大学藤丘医院消化内科教授　与芝真

2002年6月

目录

第1章

肝脏

肝脏的功能

肝脏的位置及构造

日语中有一个词叫作“肝心要”（意思是：至关重要），正如这三个字的字面所说，肝脏和心脏一样，是我们人体最重要的器官之一。我们能感受到心脏扑通扑通地跳动，然而肝脏却不同，默默地存在于人体内。因此，可能还有很多人并不了解肝脏到底在人体的哪个位置，起着什么样的作用。

因此，本书在讲解肝病之前，先对肝脏的构造及功能做一个简单介绍。一般成人的肝脏重约1.5千克，是人体最大的消化腺。位于人体右上腹，上与膈肌*相接，下与胆囊*相邻。肝脏形态呈不规则楔形，自下腔静脉左缘至胆囊窝中点的正中裂可将肝脏分为两个部分：肝左叶和肝右叶。肝脏结构和功能的基本单位是肝小叶，肝小叶直径约1毫米，由肝细胞组成。人体有2 500亿~3 000亿个肝细胞，承担着肝脏的主要功能。

在人体的肝脏中，除了动脉和静脉以外，还有一种名叫“门静脉”的血管，门静脉是独立的毛细血管系统，其主要功能是将经过胃肠消化吸收的营养物质以及由胰腺分泌的激素通过血液循环带入肝脏中。

肝脏的位置及构造

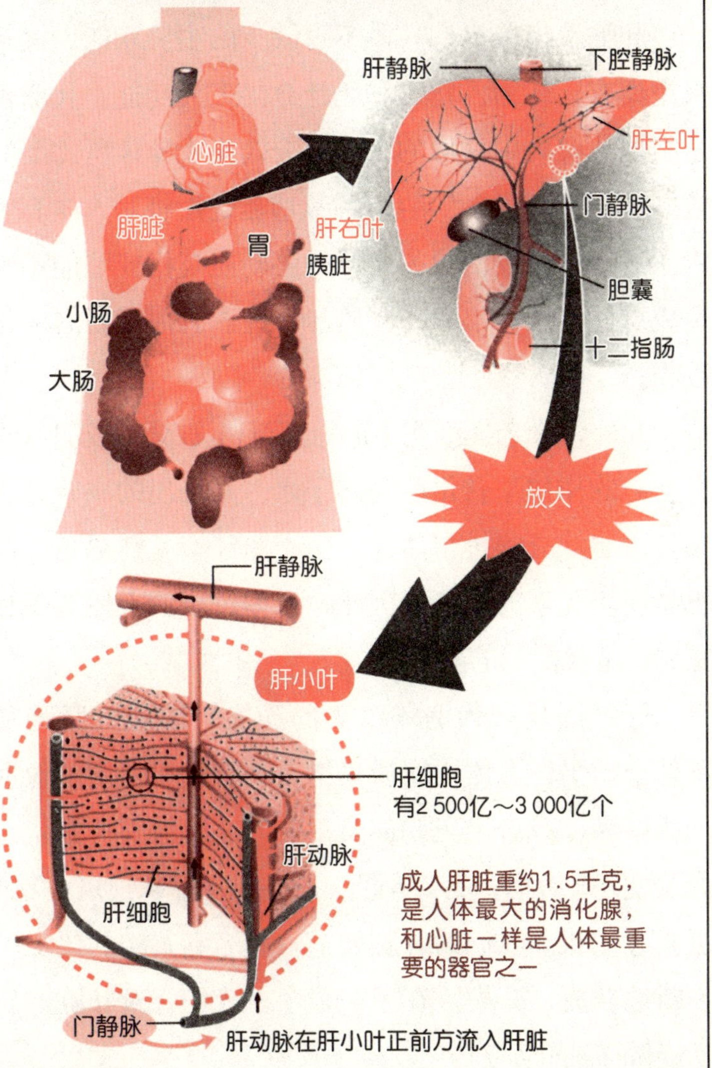

成人肝脏重约1.5千克，是人体最大的消化腺，和心脏一样是人体最重要的器官之一

肝脏——体内化工厂

下面来介绍肝脏的主要功能。

肝脏承担着我们人体不可缺少的主要功能，概括起来主要有：代谢、解毒和胆汁分泌三大功能。代谢功能是指把从食物中获取的营养成分转换成身体所需要的形式，进行储存或者供给。解毒功能是指将对人体有害的物质进行分解或清除。胆汁分泌功能是指肝脏能不断地生成胆汁酸和分泌胆汁，胆汁可促进肠内脂肪的消化和吸收。

此外，衰老红细胞中的血红蛋白*被分解成胆红素，在肝脏的作用下转化为易溶于水、易排出的成分。胆红素随着胆汁分泌排出体外，由于胆红素呈红褐色，胆汁也呈现胆红素的颜色。因此，人体排出的大便的颜色正是胆红素代谢物的颜色。

肝脏还具有代谢雌激素的功能。因此，肝脏功能不健全的男性，体内雌激素增多，导致男性胸部像女性一样丰满，或者出现胸部及手腕的毛细血管扩张（云状血管瘤/蜘蛛痣，第136页）、肝掌（手掌红斑，第136页）等症状。我们的肝脏就是一座名副其实的化工厂，不断地合成、分解。在下一节中，我们将对肝脏的三大功能做详细介绍。

肝脏的三大功能

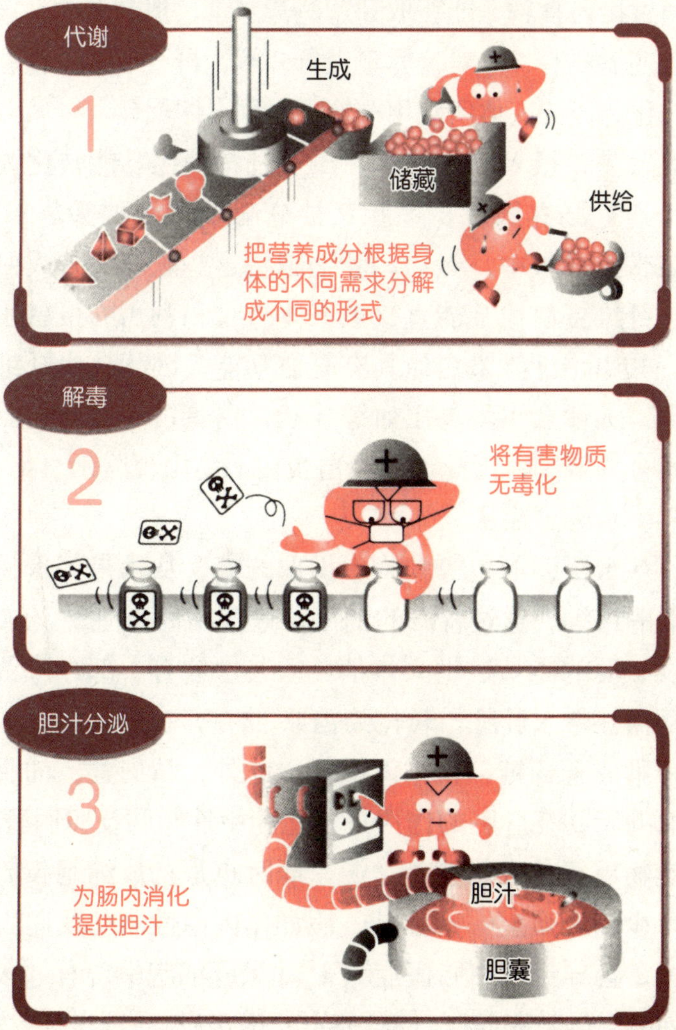
代谢
1
生成
储藏
供给
把营养成分根据身体的不同需求分解成不同的形式
解毒
2
将有害物质无毒化
胆汁分泌
3
为肠内消化提供胆汁
胆汁
胆囊

代谢功能——生成身体所需的营养成分

蛋白质、糖、脂肪是人类赖以生存的三大营养素。人体通过摄入食物，能获取到这些营养素，但却无法直接利用。还需要有一个对营养素进行分解、再合成的过程，使其转化为能为人体所利用的形式，供人体消耗。

首先，摄入人体的蛋白质通过胃消化功能转化为多肽，通过肠黏膜时，多肽又被分解成20多种氨基酸*，并被带入肝脏中。然后，肝细胞将这些氨基酸合成白蛋白、纤维蛋白原等能直接被人体吸收和利用的蛋白质形式。其中，纤维蛋白原具有凝血功能，因此缺少纤维蛋白原，人体会出现易出血等症状；白蛋白则能防止血管中水分的流失，因此，缺少白蛋白，易出现腹水（第142页）、水肿等症状。

从米饭、面包等食物中摄取的糖、从水果等食物中摄取的糖等，通过胃肠的消化，分解成葡萄糖*，为人体提供必要的能量，供人体消耗。其中会有一部分残留的葡萄糖被带入肝脏，转化为糖原*储存，在必要的时候再次分解成葡萄糖，供人体消耗。此外，从肉类、油脂中摄取的脂肪在肝脏的作用下转化为中性脂肪及胆固醇*。此类物质正是人体能量之源，同时也是构成细胞膜的必不可少的物质之一。但是，假如体内中性脂肪及胆固醇过多，会导致“高脂血症”*；如果肝细胞中含有过多的胆固醇会导致脂肪肝（第168页）等病症。

代谢功能——生成身体所需的营养成分

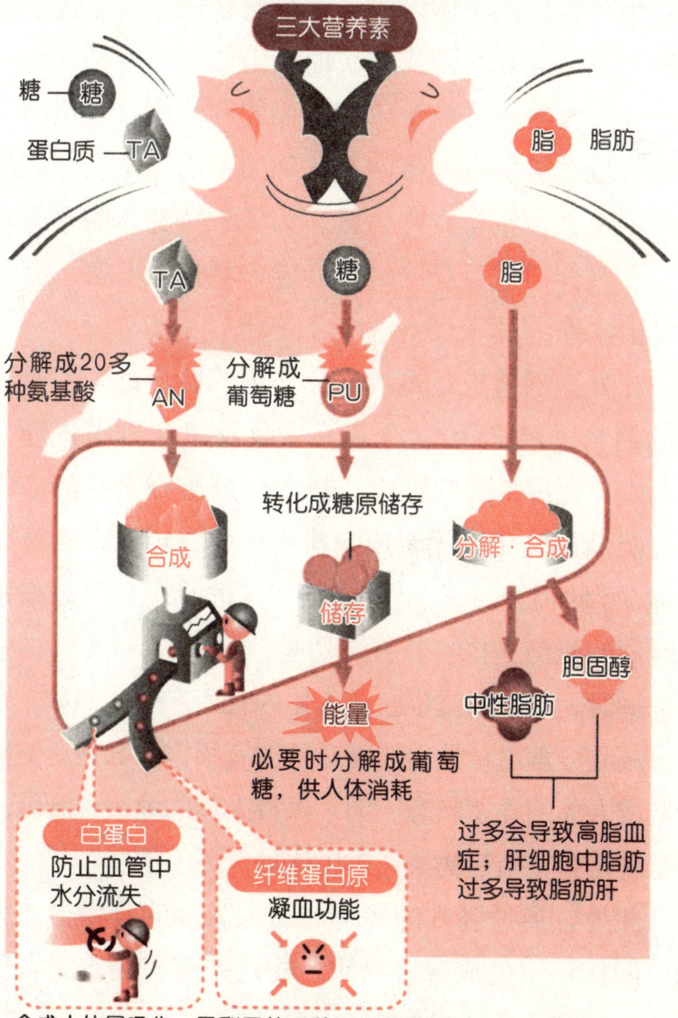

解毒功能——毒素及代谢废物无毒化

接着，我们来讲一下肝脏的解毒功能。所谓解毒功能是指肝脏能够将体内的有害物质转化为无毒或者毒性小的物质，随着尿液或者粪便排出体外。我们在日常生活中会从食物中摄取身体所需要的营养成分，但同时有害物质也会随之进入体内；此外为了治疗某些疾病所服的药物中也会包含有害物质，为了维持身体的平衡和健康，肝脏会通过自身的解毒功能，将这些有害、有毒物质排出体外。

此外，酒精也是造成人体伤害的物质之一。进入人体的酒精，5%能通过汗液、呼吸及尿液排出体外，剩下的95%会被带到肝脏中。接着，肝脏在多种酶的作用下，将酒精转化成无毒成分排出体外。因此，当肝脏的功能受到损害时，会出现酒量骤减的状况。反过来讲，长时间的酗酒会损害肝脏的功能。

同时，有害物质也会在人体内代谢产生。例如，蛋白质、核酸分解后释放出的氨对脑部有损害。氨到达脑部，会造成人体的昏迷状态。为了保持人体的健康，肝脏能够将氨转化为尿素等物质，排出体外。

此外，通过肠内的发酵，摄入人体的食物会在肠内细菌的作用下生成有害物质，将这些有害物质无毒化，也是肝脏的重要功能之一。

解毒功能——将体内有毒物质排出体外

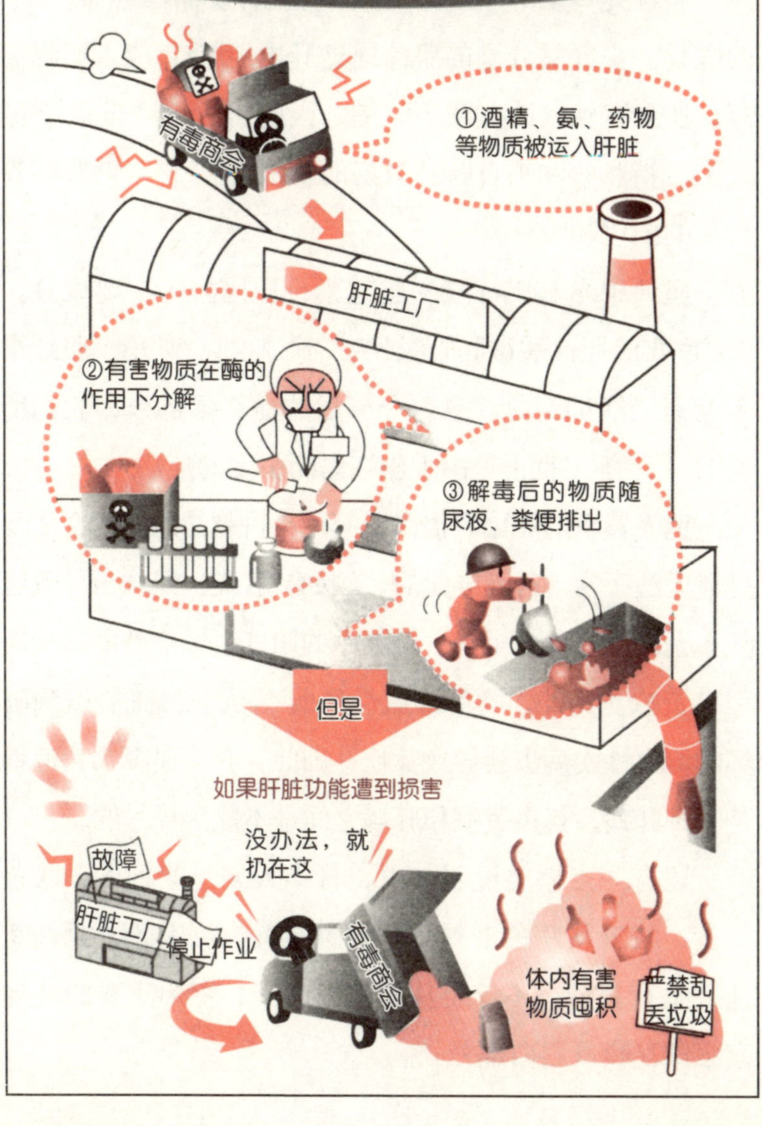

胆汁分泌功能——帮助脂肪消化与吸收

胆汁是一种消化液，有助于脂肪及脂溶性维生素*的吸收。由肝脏分泌的胆汁通过肝内胆管*，流入胆囊储存。胆囊在饮食的刺激下收缩，因此胆汁通过胆总管*流入十二指肠，和来自胰脏分泌的胰液*融合，帮助脂肪等物质的消化和吸收。

胆汁中含有胆汁酸、胆红素、胆固醇等主要成分。大约90%的胆汁酸被肠管吸收带回肝脏再次利用。胆红素多为衰老红细胞血红蛋白分解后的血红素部分，我们所说的“黄疸”*也正是由于胆红素而引发的疾病。

诱发黄疸的原因有很多，简单来讲就是胆汁的合成及排泄无法正常进行而导致的。例如，肝炎、胆结石导致胆红素无法从胆汁中排泄，血液中的胆红素浓度升高，从而引发黄疸。此外，类似溶血性贫血*等大量红细胞遭到破坏的溶血性疾病也会导致黄疸。因此，有人误以为黄疸就是一种肝病，其实黄疸和肝病之间是不能画等号的。

还有一点需要说明一下，日本人属于黄种人，肤色偏黄，较难从肤色来判断是否患有黄疸。因此，要判断是否患有黄疸，不仅要从肤色来观察，更为重要的是观察眼球黏膜（眼白部分）。

分泌胆汁——帮助十二指肠的消化和吸收

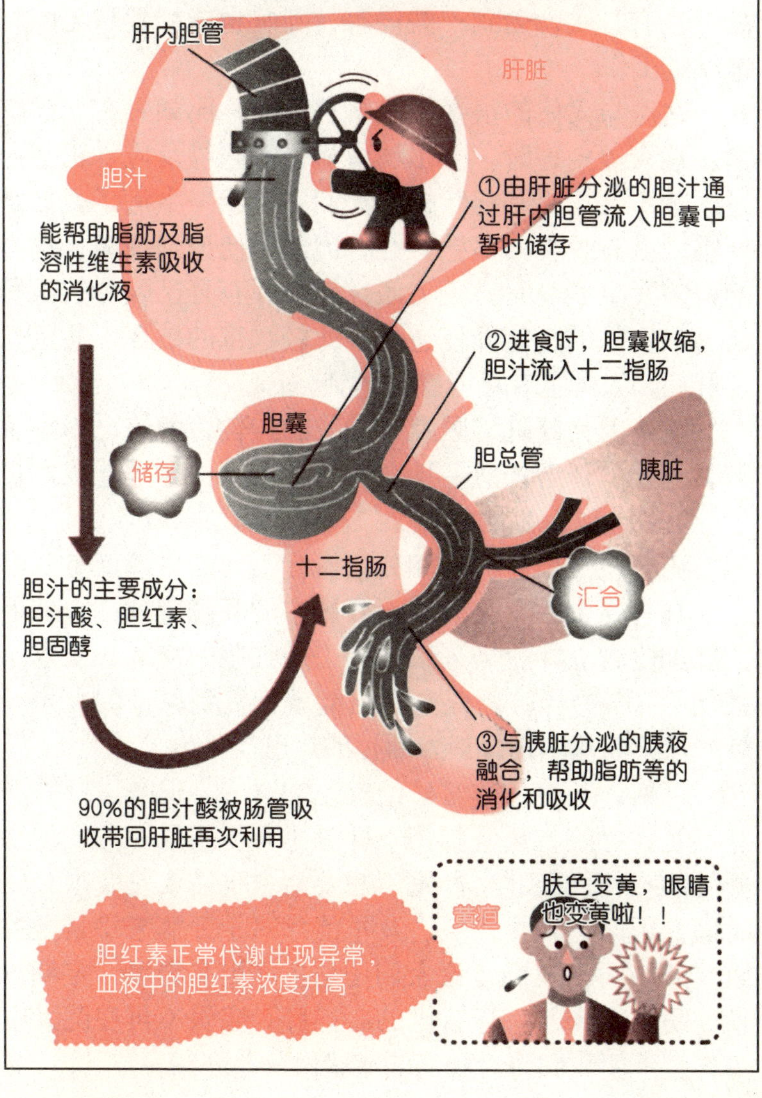

“勤勤恳恳”“任劳任怨”“默默无闻”的肝脏

担任着人体重要功能的肝脏，可谓是“勤勤恳恳”。有时候，受到一些侵害，肝脏也能“默默无闻”地继续工作。

这点与人体的很多其他器官不同，比如胃在受到细菌、病毒等侵害时，会出现胃痛、呕吐等反应，正是通过这些不良反应和症状提醒人们：“我”生病了。但是肝脏内没有太多的痛感神经，因此即使遭到细菌、病毒的侵害发生病变时，也无法像胃一样有自己独特的报警语言。肝脏的功能即使遭受到比较严重的破坏，甚至患上肝癌，人体也有可能感觉不到。

正是因为肝脏“默默无闻”的特性，即使已不堪负荷，也能“任劳任怨”地继续为人体工作，因此我们也把肝脏称为“沉默的器官”。

还有一点，是肝脏和其他器官不同的，那就是肝脏自身具有强大的再生能力。肝脏中的肝细胞死亡，邻近的肝细胞会立即分解来填补死去肝细胞的空缺。手术中被切除70%的肝脏，几个月后能就恢复到原来的大小。就好像会断尾的蜥蜴般，断掉的尾巴能再生。

可见，肝脏是非常“结实”的器官。但是，肝脏毕竟不是铁打的，反复损伤下肝脏不再“沉默”时，说明肝脏的损伤已经非常严重，想要治愈也需要花费很长的时间。因此，及早发现、及早治疗对于肝病来讲是至关重要的。所以我们建议人们还是应该提高警惕，定期体检，防患于未然，让自己的心“肝”宝贝不再在沉默中受伤。下面我们将对肝病的症状做一些介绍。

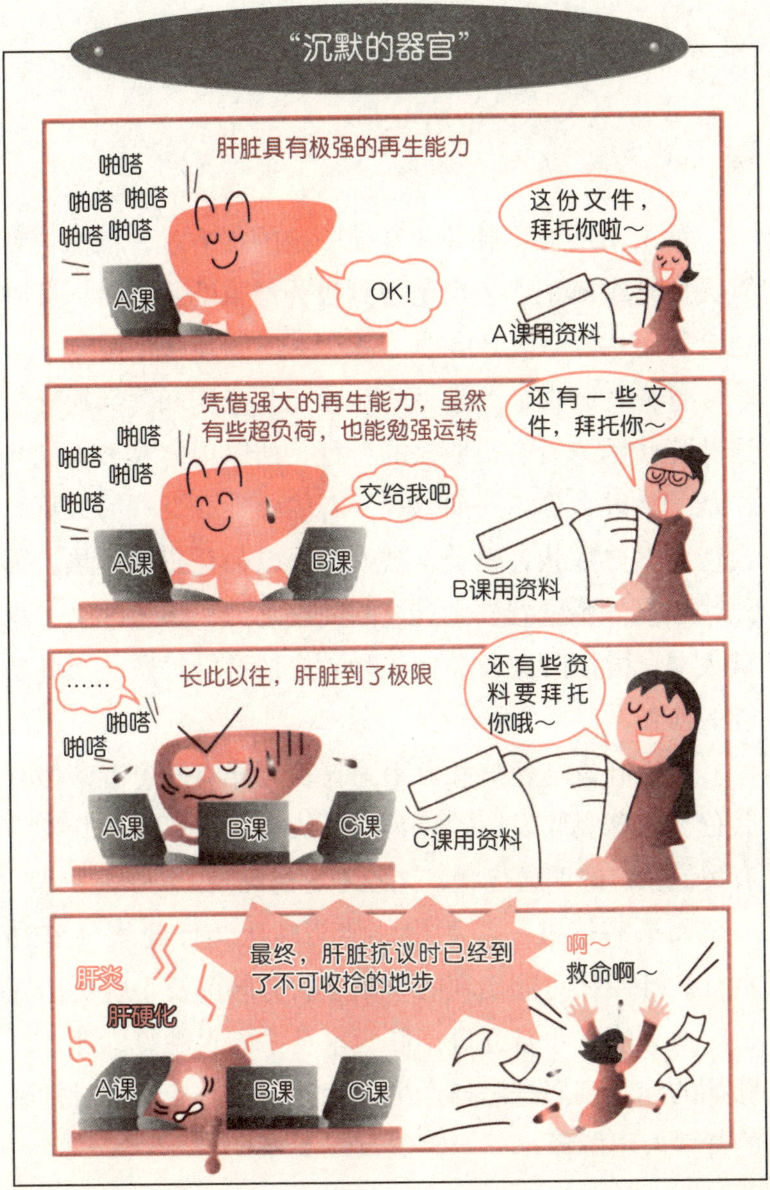
"沉默的器官"
肝脏具有极强的再生能力
啪嗒
啪嗒 啪嗒
啪嗒 啪嗒
这份文件，拜托你啦～
OK！
A课
A课用资料
凭借强大的再生能力，虽然有些超负荷，也能勉强运转
还有一些文件，拜托你～
啪嗒
啪嗒
啪嗒
啪嗒
交给我吧
A课
B课
B课用资料
长此以往，肝脏到了极限
……
还有些资料要拜托你哦～
啪嗒
啪嗒
A课
B课
C课
C课用资料
最终，肝脏抗议时已经到了不可收拾的地步
啊～
救命啊～
肝炎
肝硬化
A课
B课
C课

肝脏报警啦！各种信号！

肝功能低下的报警信号

如上节所述，肝脏在遭受一定的损害时，依然会默默无闻地继续工作，但是遭到极为严重的损害时，肝脏也会发出相应的报警信号。

首先，肝炎最为常见的症状为易疲劳和食欲缺乏。这些症状因为没有很明显的特征，所以很容易被人们当作是“最近太累了”而忽视。有的急性肝炎（第22页）会伴有发热症状，但是常被人们误以为是感冒发热。因此，当人体感觉到从未有过的四肢乏力、厌恶油腻、酒量大减、醉酒时间长等症状时，应该对肝脏做一次肝功能的检查。

慢性肝炎与黄疸肝炎不同，黄疸肝炎的患者常伴有肤色、眼球黏膜发黄等较为明显的症状，但慢性肝炎没有类似黄疸的明显症状，因此不容易判断。

如果病情进一步恶化，便会转化为肝硬化（第26页）。肝硬化可能出现的早期症状有胸部及手腕处出现云状血管瘤、手掌红斑、肝腹水及手脚水肿等。那么，肝病的症状到底是怎样产生的呢？下面，我们针对常见的肝病做出解释。

有如下症状要注意啦！

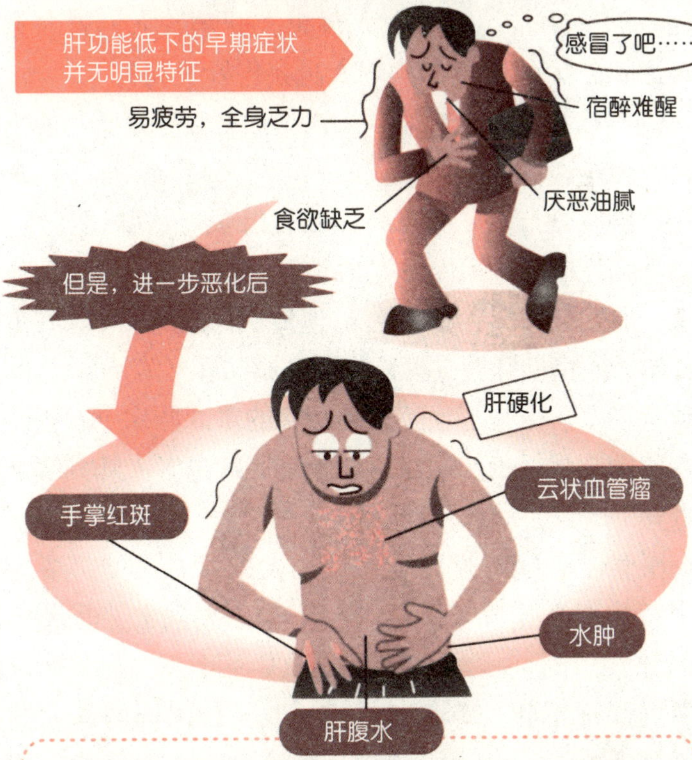
肝功能低下的早期症状
并无明显特征
感冒了吧……
易疲劳，全身乏力
宿醉难醒
厌恶油腻
食欲缺乏
但是，进一步恶化后
肝硬化
云状血管瘤
手掌红斑
水肿
肝腹水

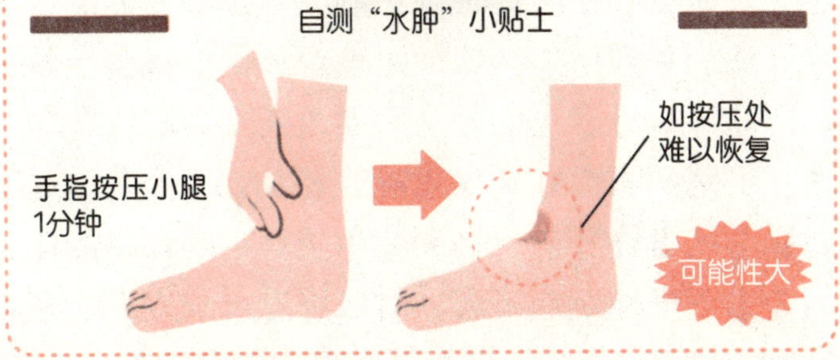
自测“水肿”小贴士
手指按压小腿
1分钟
如按压处
难以恢复
可能性大

80%重度肝炎为病毒性肝炎

一说到肝炎，人们很容易就联想到饮酒过度所致。因此，一个平常不饮酒的人却患上肝病，人们就会觉得不可思议：为什么不喝酒的人也会得肝炎呢？

的确，长期大量饮酒以及饮食油腻会导致肝功能出现问题。但是，肝炎按照形成原因，主要可分为以下四种：第一，病毒性肝炎；第二，酒精性肝炎（饮酒过度）；第三，药物性肝炎；第四，其他类型肝炎（包括自身免疫性肝炎、原发性胆汁性肝硬化*、遗传性代谢病*等）。其中，在日本，酒精性肝炎（第174页）、脂肪肝（第168页）的患者数量较多，但是与住院接受治疗的重度肝病患者相比，所占比例却是很少。近年来，重度肝病患者大部分都是由病毒感染所致。

医学上，病毒性肝炎按照引发的病毒类型主要可分为甲型病毒性肝炎（简称甲肝）、乙型病毒性肝炎（简称乙肝）、丙型病毒性肝炎（简称丙肝）、丁型病毒性肝炎（简称丁肝）等。在过去很长一段时间内，人们不知道肝炎病毒存在时，倡导用静养和加强营养的方法来治疗肝病。如前所述，饮酒过度等原因的确会导致肝损害，因此肝病患者也的确有必要改变自身的饮食等生活习惯。但是病毒性肝炎仅靠静养和加强营养是远远不够的，针对病毒性肝炎，必须使用抗病毒的药物治疗。同时，为了更好地对症下药，对肝脏进行全方面检查，找出导致肝功能损伤的原因也是治疗的首要任务。

导致肝病的主要原因

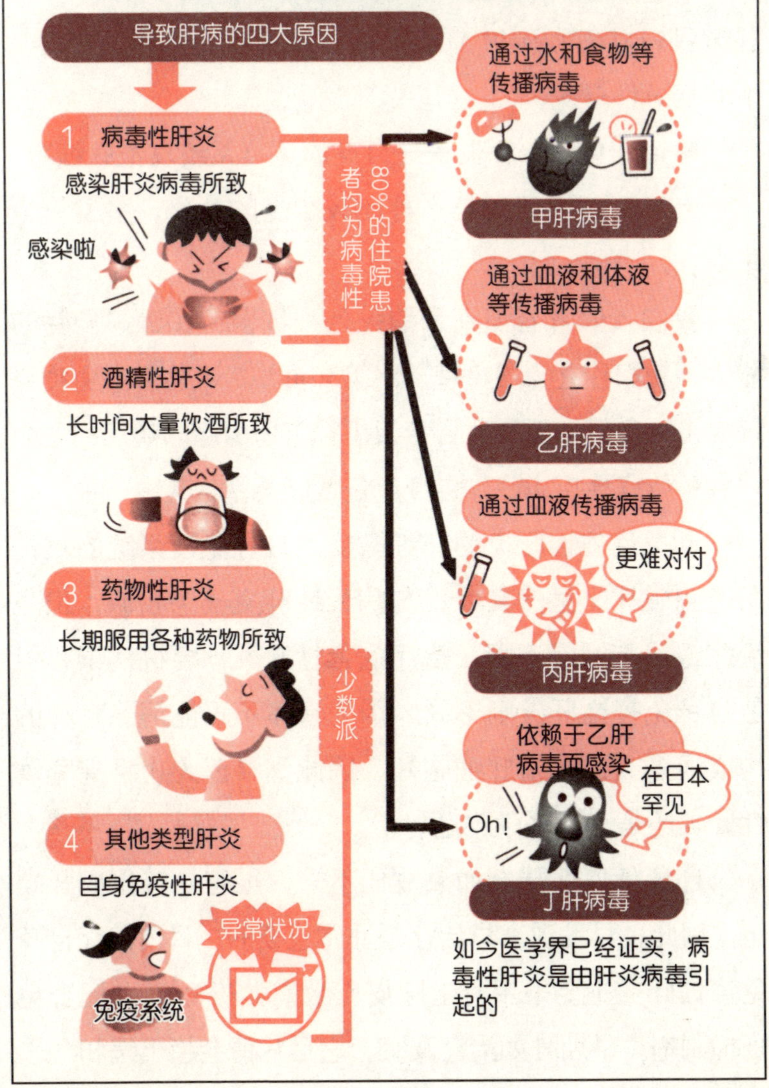

导致肝病的四大原因
1 病毒性肝炎
感染肝炎病毒所致
感染啦
2 酒精性肝炎
长时间大量饮酒所致
3 药物性肝炎
长期服用各种药物所致
4 其他类型肝炎
自身免疫性肝炎
异常状况
免疫系统
80%的住院患者均为病毒性
少数派
通过水和食物等传播病毒
甲肝病毒
通过血液和体液等传播病毒
乙肝病毒
通过血液传播病毒
更难对付
丙肝病毒
依赖于乙肝病毒而感染
在日本罕见
Oh!
丁肝病毒
如今医学界已经证实，病毒性肝炎是由肝炎病毒引起的

非病毒性肝炎

病毒性肝炎在肝病中占了绝对的比例，关于病毒性肝炎我们将在第2章中详细介绍，下面我们来简单介绍一下非病毒性肝炎。

●自身免疫性肝炎——自身的免疫系统攻击肝细胞

自身免疫性肝炎是一种比较少见的肝炎，多发于中年女性。

我们人体有着识别和消灭外来细菌、病毒等异物的能力，我们称之为“免疫”（第36页）。人体自身免疫系统攻击自身组织而导致自身组织损害所引起的疾病称之为“自身免疫性疾病”，自身免疫性肝炎就是其中一种。

自身免疫性肝炎的肝细胞受到自身免疫系统的攻击而遭到破坏。虽然其表现与病毒性肝炎极为相似，但是治疗方法却迥然不同，治疗病毒性肝炎需要抗病毒，但是自身免疫性肝炎则不同，因为人体不可能清除自身的构成成分（这里指肝细胞），因此到目前为止自身免疫性肝炎还是一个医学难题。

自身免疫性肝炎如果放任不管，很容易转化成肝硬化。因此，早发现、早治疗是非常重要的。目前治疗自身免疫性肝炎主要采用肾上腺皮质激素类药物*，并配合免疫抑制剂。早期时如治疗及时，之后病情会趋于缓和。

自身免疫系统攻击肝细胞　“自身免疫性肝炎”

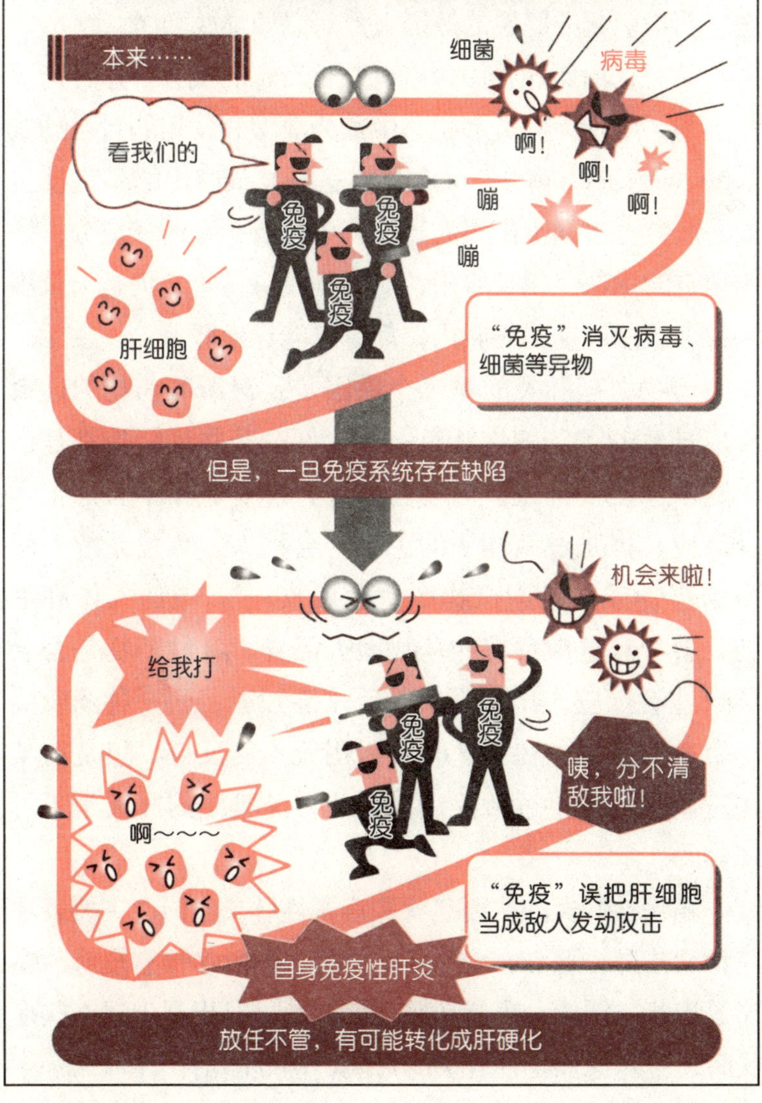

●药物性肝炎——药物引起肝脏损伤

所谓药物性肝炎是指由于服用药物而引起的肝脏损伤。药物引起的肝炎的原因大致可以归纳为两个：

第一，所服药物中含有对肝脏有毒的成分，这种情况称之为“中毒性肝炎”。其中最为典型和常用的对乙酰氨基酚（Paracetamol，又名扑热息痛）最突出的不良反应就是肝炎。市面上出售的感冒药中含有少量的该成分，按照规定的用法、用量服用，对人体没有伤害。但是大量服用或者饮酒过度的人服用，都有可能导致肝炎。

药物引起肝炎的第二个原因是：对所服药物的过敏反应导致的“药剂性肝炎”，大部分药物性肝炎都是由于这个原因而导致。有些药物部分患者服用不会产生不良反应，但是过敏体质的患者，会因人体免疫系统对服用的药物或其代谢产物产生过敏反应*，损伤人体肝细胞。会导致过敏反应的药物因人而异，某种药物是否会导致过敏反应，只有服用以后才会知道；同一种药物同一个患者服用，在某些时候服用无不良反应，但是在某些时候却会产生过敏反应。因此，此类型的肝炎是不可预知的。

药物性肝炎的主要症状和病毒性肝炎类似，主要表现在食欲减退、恶心、发热、乏力等，同时多伴有皮疹、瘙痒等症状。因此，患者在服药期间，一旦出现上述某些症状时，应考虑药物性肝炎的可能，需立即治疗。

由药物引起的“药物性肝炎”

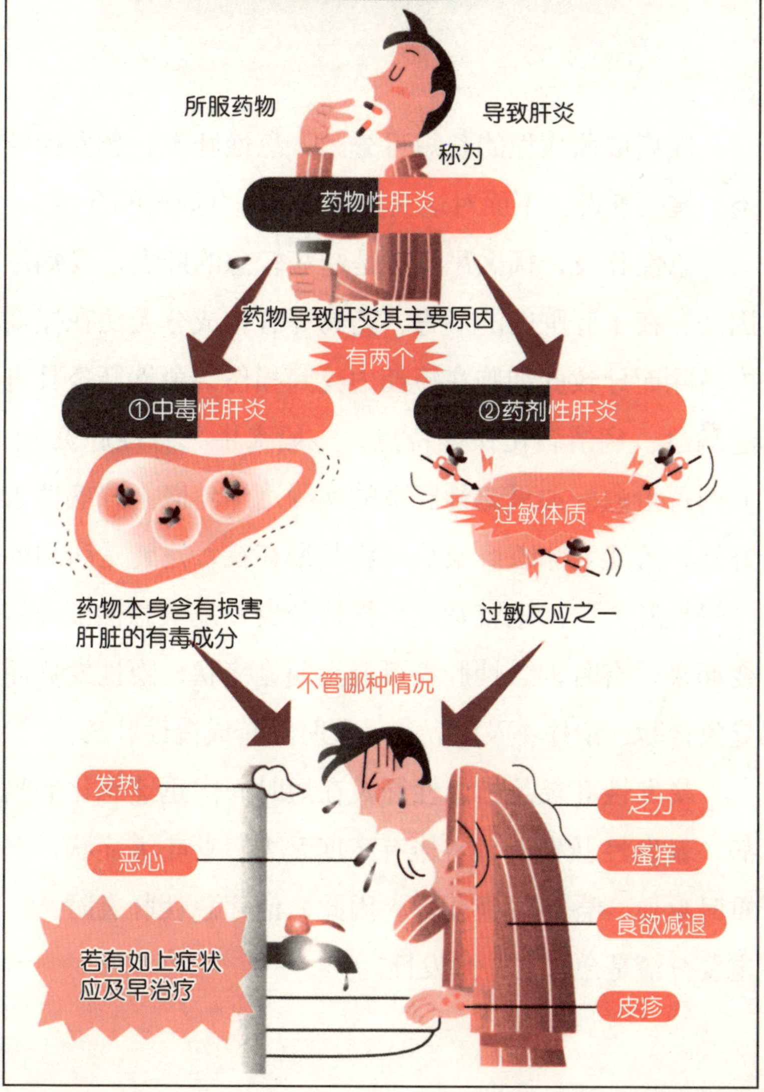

肝病的演化

肝炎分类：急性肝炎、暴发性肝炎、慢性肝炎

肝病按照病程的长短可分为：急性肝炎、暴发性肝炎、慢性肝炎，下面对这三类肝炎做一个简单的介绍。

急性肝炎，顾名思义，是起病较急的肝炎。发病原因是存在于肝脏内的病毒、药物等有害成分无法在短期内清除而导致肝细胞在短期内受到损伤。急性肝炎具有起病急、病情转化快等特点，一般来讲，急性肝炎6个月内可治愈。如果急性肝炎的病程达半年以上，病情未好转，可能意味着肝炎病毒将长期存在，这就是所谓的“慢性肝炎”。也就是说，慢性肝炎多是从急性肝炎转变而来。有时，急性肝炎可能无明显症状，隐性发病而导致诊断、治疗不及时，待发现时已转成慢性肝炎。

暴发性肝炎是指急性肝炎在短时间内迅速恶化的疾病。暴发性肝炎患者常伴有高度乏力、呕吐等症状，严重时呕血、昏迷甚至死亡。因此，治疗急性肝炎时，一定要分清是急性还是暴发性。

三类肝炎

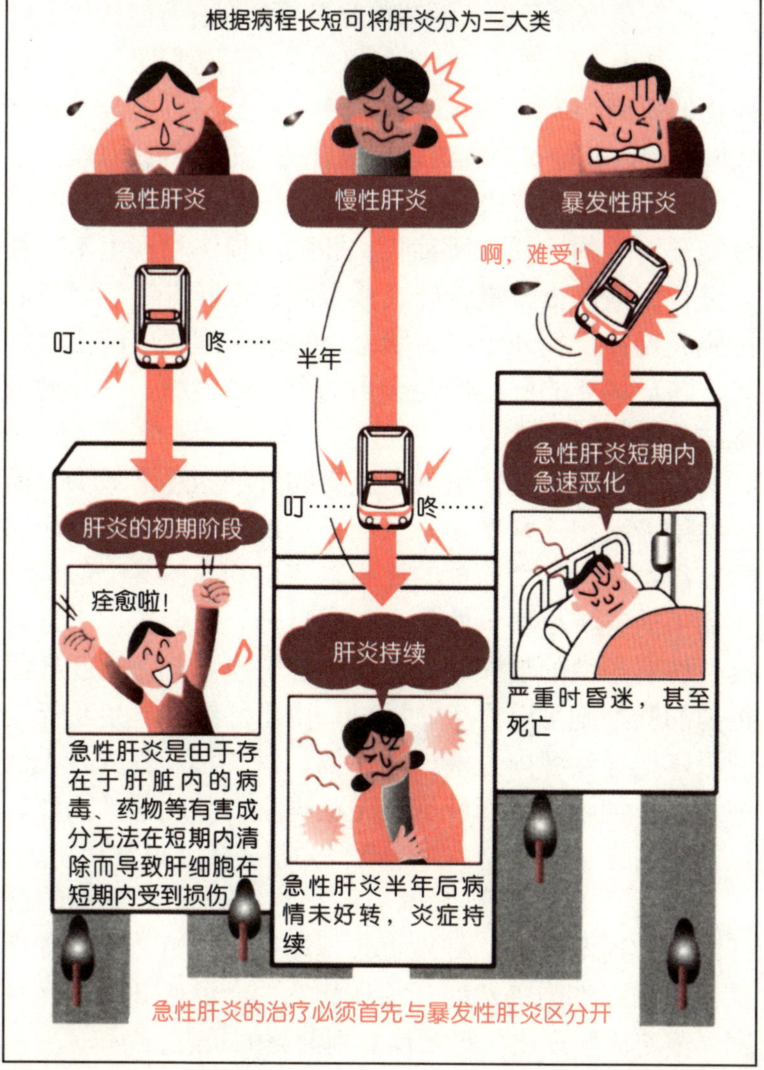
根据病程长短可将肝炎分为三大类
急性肝炎
慢性肝炎
暴发性肝炎
啊，难受！
叮……
咚……
半年
叮……
咚……
急性肝炎短期内急速恶化
肝炎的初期阶段
痊愈啦！
肝炎持续
严重时昏迷，甚至死亡
急性肝炎是由于存在于肝脏内的病毒、药物等有害成分无法在短期内清除而导致肝细胞在短期内受到损伤
急性肝炎半年后病情未好转，炎症持续
急性肝炎的治疗必须首先与暴发性肝炎区分开

慢性肝炎到肝硬化的转变

很多种肝病最终会转化成肝硬化，比如慢性病毒性肝炎、自身免疫性肝炎、酒精性肝炎等，都有可能转化成肝硬化。其中，丙型肝炎、乙型肝炎及酒精性肝炎转化成肝硬化的比例约为5：3：2。在日本，上述三种肝炎易转化成肝硬化，其他类型肝炎转化成肝硬化的病例相对较少。

原本肝脏具有极强的再生能力，遭到损伤的肝细胞也能被再生的肝细胞所替代，肝脏内损伤和再生不断往复进行。但是由于慢性肝炎或者酒精性肝炎等病因使肝细胞长期并反复处于损害状态，导致肝细胞广泛变性坏死，随后坏死的肝细胞便会由一个新的组织——肝内纤维结缔组织所代替。

纤维组织弥漫性增生，正常的肝细胞逐渐减少，而纤维结缔组织逐渐增多，从而肝质地变硬，这就是所谓的肝纤维化。打个简单的比喻，我们的身体某个部位，比如手部有一个很大的伤口，伤口愈合后会留下一道伤痕且伤痕周围的皮肤相对较硬。肝脏也如此，被肝纤维包围的肝细胞难以再生，同时，由于肝细胞再生功能受到阻碍，导致肝内血液循环不畅，氧气和营养成分无法被送到肝细胞，从而肝细胞无法再生。如此恶性循环，正常肝细胞逐渐减少，并逐渐丧失某些肝脏正常功能。

不过，当肝细胞不再受到损伤时，处于初期的肝纤维会被逐渐吸收，纤维也会逐渐变细。但是如果肝纤维化同时肝细胞仍然处于损伤状态，会促使肝纤维化加剧，演变成肝硬化，很难恢复到健康的状态。

肝硬化病理过程

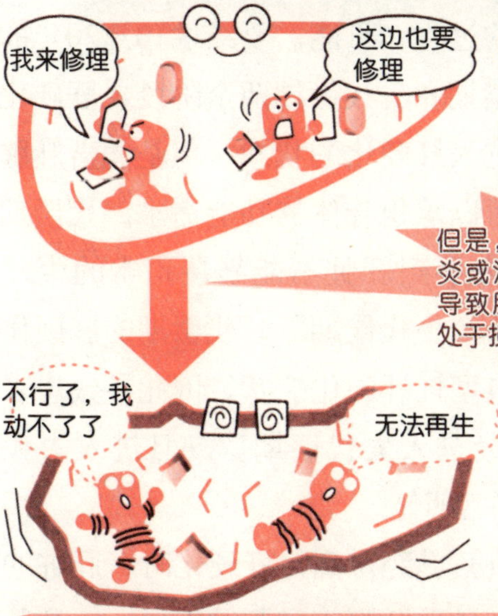

原本肝脏具有极强的再生能力，肝细胞遭到破坏会再生

但是，如果因为慢性肝炎或酒精性肝炎等病因导致肝细胞长期并反复处于损害状态的话……

肝内出现新组织——肝纤维

所谓肝纤维化是指纤维组织弥漫性增生，正常的肝细胞逐渐减少，而纤维结缔组织逐渐增多，从而肝质地变硬，肝细胞无法再生，并逐渐丧失某些肝脏功能

肝硬化是肝病晚期的病理状态，不同病因转化为肝硬化的比例如下

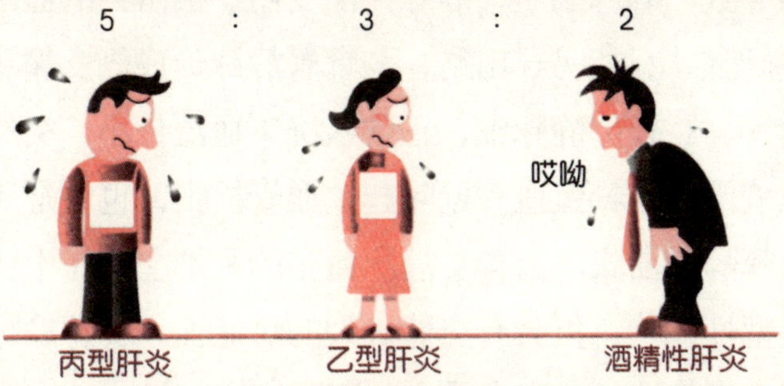

肝硬化——肝脏“投降”状态

肝开始硬化，并不代表肝脏的各项功能立即停止，肝硬化是一个长期的过程，可能需要经过10～20年的时间。肝硬化分为代偿期和失代偿期两个阶段，肝硬化代偿期是指肝脏虽然进入肝硬化的状态，但是凭借肝脏自身剩余功能，仍然可以承担身体的功能需求。代偿期的肝硬化继续恶化，发展到肝脏不能维持正常的生理功能，这种状态称之为“失代偿期”。代偿期的肝硬化，有的可能不会出现典型性肝硬化症状，因此导致患者在无意识的情况下已经进入失代偿期。一旦进入失代偿期，各种症状就会非常明显。

在前面（第14页）已经讲到，肝硬化时，肝脏的代谢和解毒功能低下，导致肝腹水和脾肿大——这是肝硬化最为典型的症状。

肝硬化进入代偿期，肝脏内血液循环不畅，血流大量瘀滞导致门静脉高压，静脉回流受阻。被阻拦的血液无法通过肝脏，只能另寻出路，与食管静脉形成侧支循环。但是食管静脉较门静脉细，正常状况下血流量小，突然间大量血液流经会导致血管壁隆起，血管扩张，也就是所说的“食管静脉曲张”。食管静脉曲张的可怕之处在于：平日无典型性症状，但会有突然破裂的可能性。食管静脉一旦破裂，来势凶猛，出血量大，死亡率高。

肝硬化带来的危害

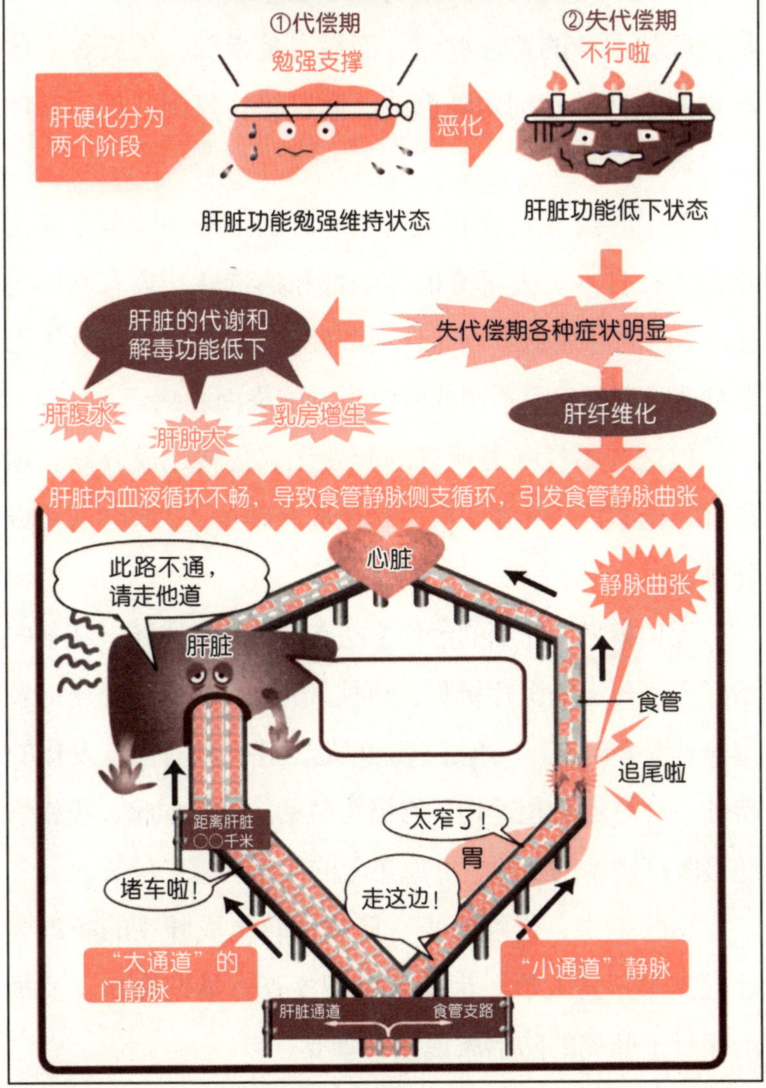
①代偿期
勉强支撑
②失代偿期
不行啦
肝硬化分为两个阶段
恶化
肝脏功能勉强维持状态
肝脏功能低下状态
失代偿期各种症状明显
肝脏的代谢和解毒功能低下
肝腹水
肝肿大
乳房增生
肝纤维化
肝脏内血液循环不畅，导致食管静脉侧支循环，引发食管静脉曲张
心脏
此路不通，请走他道
肝脏
静脉曲张
食管
追尾啦
距离肝脏○○千米
太窄了！
胃
堵车啦！
走这边！
“大通道”的门静脉
“小通道”静脉
肝脏通道
食管支路

慢性肝炎、肝硬化患者警惕肝癌

肝癌分为两大类：原发性肝癌和继发性肝癌。前者是指肝脏本身的恶性肿瘤，而后者是指肺、大肠等人体器官的恶性肿瘤细胞随血液、淋巴等转移到肝部，又称为“转移性肝癌”。

关于导致原发性肝癌（下称肝癌）的病因至今尚无定论。在日本，大部分的肝癌都和病毒性肝炎有密切关系，90%的肝癌患者同时伴有肝硬化，20%的患者感染乙肝病毒，70%病因不明的肝癌患者感染丙肝病毒。

但这并不意味着所有的肝硬化都会转化成肝癌。据统计，丙型肝炎中的40%会转化成肝硬化，25%会转化成肝癌。

近10年来，肝癌的治疗方法有一个质的飞跃。在某些治疗方法先进的医疗机构，可使50%接受治疗的肝癌患者寿命延长5年以上。不过遗憾的是，肝癌具有反复发作的特性，寿命延长超过10年的极为罕见。尽管如此，我相信随着医疗技术的发展，肝癌患者的寿命会越来越长。

总的来讲，慢性肝炎、肝硬化转化成肝癌的概率要远远高于正常人群，因此，定期检查、早期诊断、及早治疗对于肝癌的防治来说至关重要。

肝癌和病毒性肝炎的关系

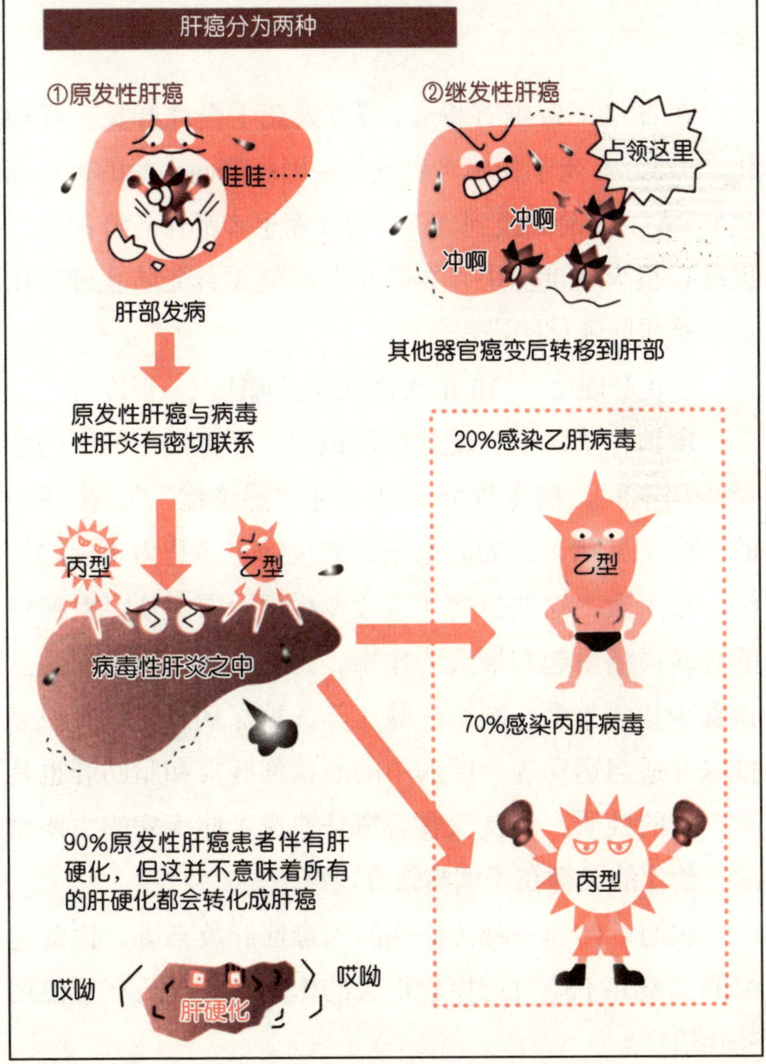

警惕肝病杀手

每年有近5万人死于肝病

在日本，每年有将近1.7万人死于慢性肝炎、肝硬化，3.3万人死于肝癌，也就是说因肝病而丧命的每年高达5万人。在前面谈到，90%的肝癌患者都伴有肝硬化，因此在很大程度上讲，要防止肝癌就要首先防止肝硬化或者减缓肝硬化的进程。

防止肝硬化，简单的来讲就要正确认识、正确治疗。

所谓正确认识，就是要认识到：和生活中的一些常见疾病不同，病毒性肝炎是一种“感染症”*。生活中的一些常见病，比如高血压、糖尿病等多是由不良的生活习惯所致，这些患者注意改变生活习惯，便会对病情的好转或痊愈起到极大的作用。比如，高血压患者注意饮食少盐、禁烟、减肥、减压等，糖尿病患者注意糖分摄取、适当运动等。肝病中的酒精性肝炎和脂肪肝也具有同样的性质，不良饮食习惯是造成这些疾病的主要原因，治疗的关键在于调整饮食习惯。

然而，作为一种传染病的病毒性肝炎来讲，饮食习惯的调整并不能对治疗起很大的作用，关键还在于使用药物治疗。

防止肝硬化是关键

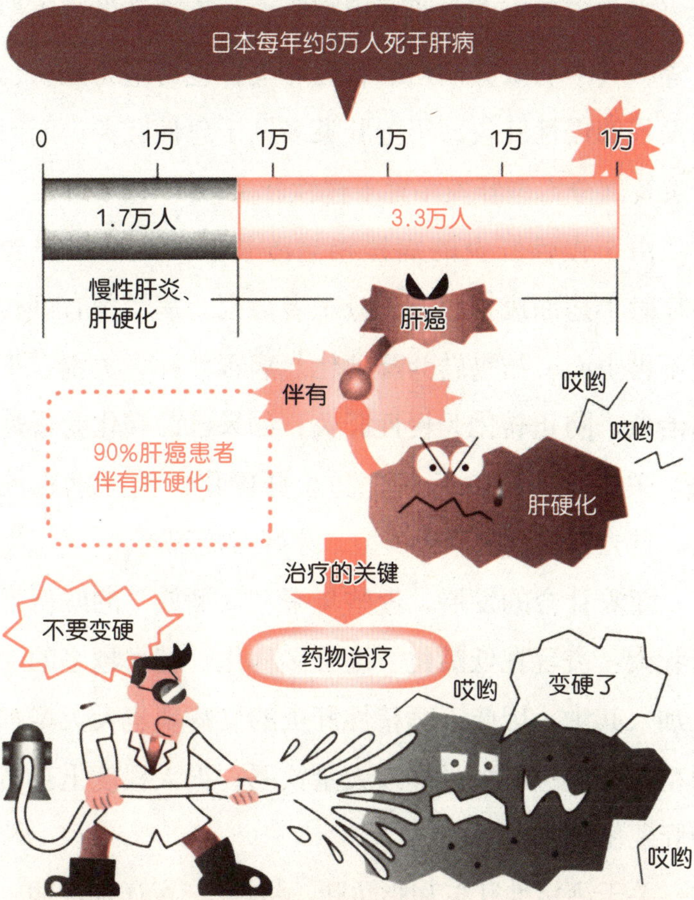

为了防止肝病杀手，关键在于防止肝硬化。
治疗关键在于药物治疗

了解病情，对症下药

在前面已经提到过，病毒性肝炎由病毒所致，根据病毒类型不同可以分为：甲型肝炎、乙型肝炎、丙型肝炎等，其中有来势汹汹的急性肝炎，也有毫无症状、逐步发展的慢性肝炎。甲型肝炎多见于急性肝炎，而丙型肝炎及部分乙型肝炎多见于慢性肝炎。

由于慢性肝炎的病程相当漫长，因此很多患者在治疗时半途而废。也有部分患者会因为病情稍有好转，就不再上心，结果转为肝硬化。病毒性肝炎关键在于快速治愈，防止转化为慢性肝炎；如果已经转化为慢性肝炎，关键在于控制病情，防止肝硬化。治疗病毒性肝炎，首先就要弄清病毒类型，才好对症下药。

随着社会的发展，近些年来“饮酒族”的队伍越来越壮大：表现在低龄化、场合多样化，越来越多的女性也加入其中。因此，酒精性肝炎的发病率也大大增加。酒精性肝炎患者如果继续大量饮酒，很大程度上会转化为肝硬化。

关于酒精性肝炎和脂肪肝，将在第5章详细说明。接下来的第2章、第3章中主要针对病毒性肝炎的特点、发病过程及治疗方法做详细的讲解。

掌握各类病毒性肝炎特点

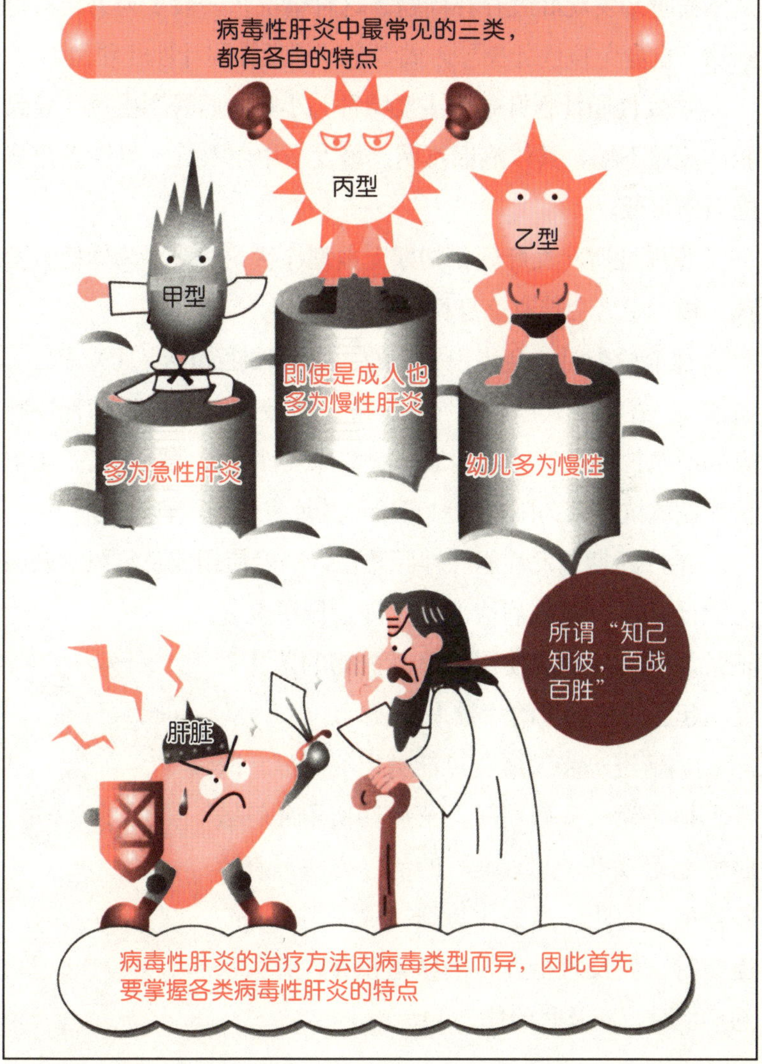

专栏1 原发性胆汁性肝硬化多发于女性吗?

很多中年女性，既没有感染肝炎病毒，平时也不喝酒，但是体检时却发现肝脏存在问题。这种情况，一般多为第36页提到的“自身免疫性肝炎”，或者是“原发性胆汁性肝硬化”。

原发性胆汁性肝硬化主要特征为小叶间胆管产生炎症导致胆汁流通不畅，具体病因不明。多发于中年女性，男性患此病的概率很低。

原发性胆汁性肝硬化初期无典型症状，一般多为体检时发现，极少患者会伴有全身性瘙痒症状。

血液检查时，会出现胆汁酸、血清碱性磷酸酶（ALP）、血清γ－谷氨酰转肽酶（γ－GTP）值偏高，且排除病毒性肝炎和酒精性肝炎的可能性后，疑似原发性胆汁性肝硬化。血中抗线粒体抗体若为阳性，则可确诊为原发性胆汁性肝硬化。

治疗初期原发性胆汁性肝硬化，一般使用熊脱氧胆酸来促进胆汁分泌、抑制病情恶化、促进肝脏恢复正常。近来，配合使用治疗高血脂的苯扎贝特一起服用，据说治疗效果比较好。

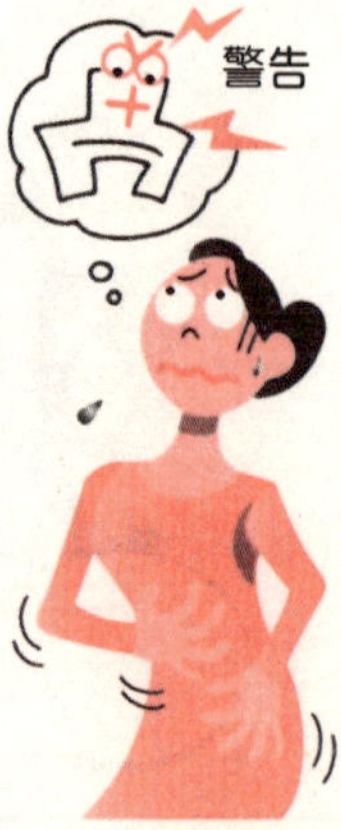

病情进一步发展，可能会出现黄疸，医学上称之为“黄疸期”。黄疸期使用熊脱氧胆酸毫无效果，此时唯一的治疗方法只有肝脏移植。因此，当身体持续出现原因不明的瘙痒时，应及时检查，确诊为和肝脏有关系的病症时，应及时治疗。

第2章

病毒性肝炎的分类和发病机制

肝炎

什么是引发肝炎的“免疫”

本章将对病毒性肝炎做详细的讲解。首先来看一下肝炎的发病机制。

肝细胞损伤机制总体说来有两大类：第一，病因本身损伤肝细胞。由对乙酰氨基酚等清热镇痛类药物导致的肝炎、酒精性肝炎等都属于这一类。第二，病因本身不会损伤肝细胞，而是由于清除病因的免疫反应导致肝细胞损伤。病毒性肝炎、自身免疫性肝炎、过敏反应引发的药物性肝炎等都属于这一类。那么我们就来看看免疫反应引发肝炎的发病机制。

当异物（抗原）*入侵我们身体时，我们的机体会产生“抗体”*这个武器，抵抗和消灭入侵的抗原。这种功能叫作“免疫”。中性粒细胞*、淋巴细胞*等具有免疫功能的白细胞叫作免疫细胞。病毒性肝炎中生成肝炎病毒的蛋白质、自身免疫性肝炎中肝细胞膜的构成成分、药物性肝炎中药物的成分都能成为“抗原”。机体免疫细胞和抗原对抗时引发炎症，叫作“肝炎”。如果不治疗，炎症状态会一直存在直至抗原被完全清除。

免疫机制

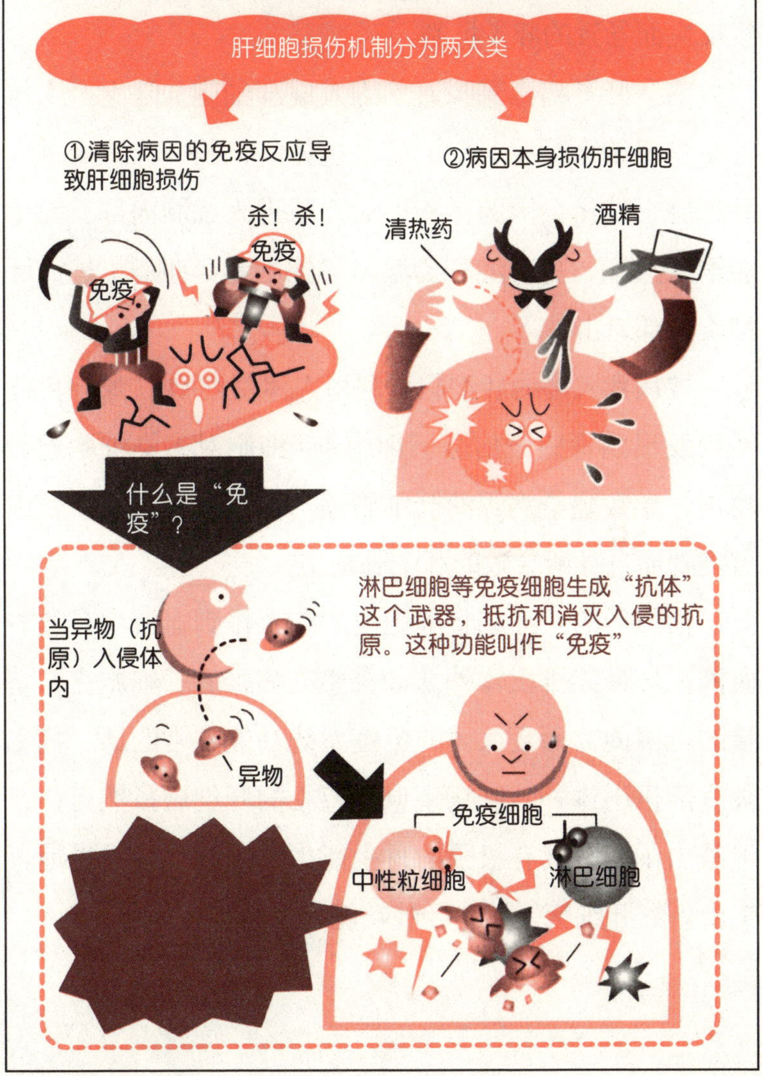
肝细胞损伤机制分为两大类
①清除病因的免疫反应导致肝细胞损伤
②病因本身损伤肝细胞
杀！杀！
免疫
免疫
清热药
酒精
什么是“免疫”？
当异物（抗原）入侵体内
异物
淋巴细胞等免疫细胞生成“抗体”这个武器，抵抗和消灭入侵的抗原。这种功能叫作“免疫”
免疫细胞
中性粒细胞
淋巴细胞

肝炎本身损害肝细胞

下面我们以病毒性肝炎为例，详细说明一下因为免疫反应而导致的肝炎机制。

感染肝炎病毒意味着病毒入侵肝细胞。随之，人体的免疫系统会产生对应的病毒抗体，但是一旦病毒进入肝细胞，抗体会因为体积过大无法进入细胞内部。为了能消灭病毒，免疫细胞会派出“细胞毒T细胞”*进入肝细胞内部追击。

被病毒入侵的肝细胞会利用人体白细胞*抗原向免疫系统发出病毒感染信号。细胞毒T细胞对感染细胞进行攻击，导致感染病毒的肝细胞逐一遭到破坏，这就是由免疫功能自身所导致的肝细胞损伤。

损伤后的肝细胞将细胞内的病毒排到血液中，随着血液循环最终排出体外。如果感染病毒的肝细胞在一定量的范围内，而且人体的免疫系统功能正常的话，病毒被全部排出体外，肝病痊愈。感染的肝细胞虽然死亡，但是由于肝脏具有极强的再生能力，因此也会慢慢地再生出新的肝细胞，随之肝脏功能也慢慢恢复正常。

为什么免疫能损伤肝细胞呢

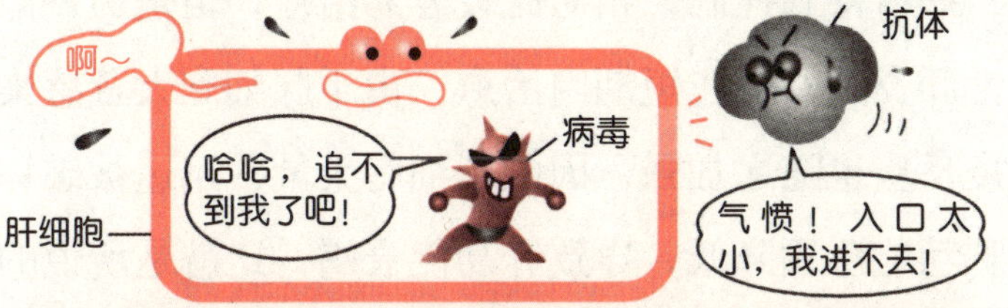

1 人体的免疫系统会产生对应的病毒抗体对抗病毒，但是一旦病毒进入肝细胞，抗体会因为体积过大无法进入细胞内部

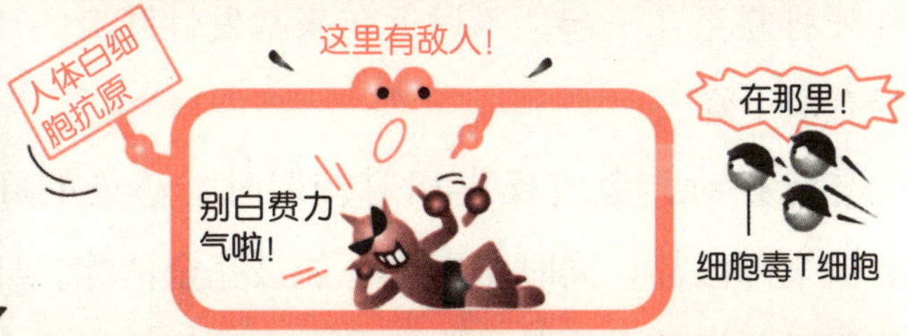

2 免疫细胞会派出“细胞毒T细胞”进入肝细胞内部追击。被病毒入侵的肝细胞会利用人体白细胞抗原向免疫系统发出病毒感染信号

3 细胞毒T细胞对感染细胞进行攻击，同时肝细胞也遭到损害

为什么肝炎会有暴发性和慢性之分呢

前面讲到，大部分急性肝炎都能在较短时期内（6个月）病情得到控制，相对比较容易治疗，但是另一部分急性肝炎并不能在短期内治愈。由于肝细胞大量感染，免疫反应也随之加强，因此肝细胞大量、迅速被破坏，肝脏功能急剧降低，导致肝功能衰竭，这就是所说的暴发性肝炎。暴发性肝炎治疗不当，会导致所有肝细胞坏死。因此，一般提到暴发性肝炎这几个字，人们往往把它和死神联系在一起。不过近年来暴发性肝炎的死亡率已经有所下降。

与此相对，免疫反应相对较弱时，感染的肝细胞不会被全部破坏，同时病毒也不能被完全清除。坏死的肝细胞不断被再生的肝细胞代替，同时因为有病毒的存在，新的肝细胞再次被感染。于是感染—清除—再生—感染这一过程不断重复，这就是所说的慢性肝炎。慢性肝炎会恶化成肝硬化，而肝硬化转化为肝癌的概率相当高，因此对待慢性肝炎须谨慎。

上述就是肝炎为什么会有暴发性和慢性之分的原因，不同的肝炎病毒在急性、慢性上也有很大的不同。在下一节中，着重讲解不同类型病毒的传染途径和发病机制。

暴发性肝炎和慢性肝炎的发病机制

暴发性肝炎

肝细胞大量感染，免疫反应也随之加强，因此肝细胞大量、迅速被破坏，肝脏功能急剧降低，导致肝功能衰竭

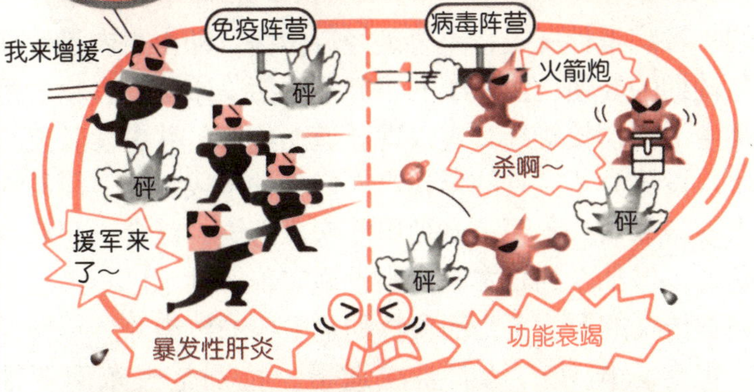

慢性肝炎

免疫反应相对较弱时，感染的肝细胞不会被全部破坏，同时病毒也不能被完全清除。坏死的肝细胞不断被再生的肝细胞代替，同时因为有病毒的存在，新的肝细胞再次感染。再生和破坏状态持续

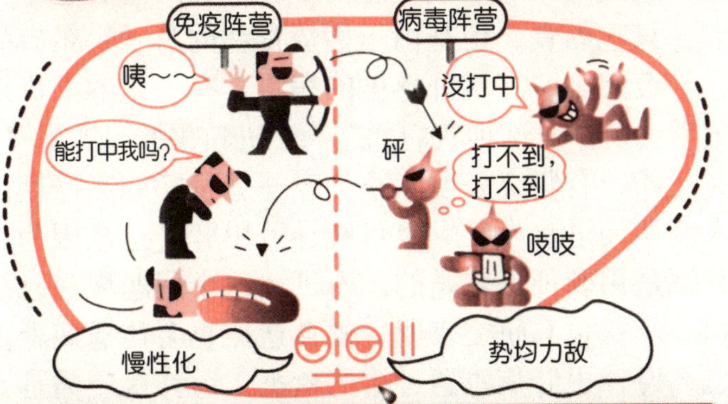

慢性肝炎易恶化成肝硬化，须谨慎对待

甲肝：饮食传播？

警惕“进口”甲肝病毒

甲肝是由甲型肝炎病毒（HAV，简称甲肝病毒）引起的一种病毒性肝炎，主要是经口传播，即由患者潜伏期或急性期的粪便、血液中的甲肝病毒污染水源、食物、用具及生活密切接触经口进入胃肠道而传播，并引发肝炎。在饮水设施尚不完善的年代，人们从井中或者通过简易的取水设备取水，水源一旦被甲肝病毒污染，就会引起病毒的蔓延。但如今的日本，饮水设施完善，饮水已不再是甲肝病毒传染的源头了，而食物则是主要的传染源。

但是去国外的话需要注意了，特别是去东南亚地区，很多人因为饮用当地的生水、进食生的食物等感染甲肝病毒。即使没有直接饮用生水，但是由于饮用了加入生水制成的冰块的饮料感染甲肝病毒的患者也不少。或者，只吃熟食，但是由于盛放食物的盘子等带有病毒也会导致感染。在国外感染的病毒，有一定的潜伏期，回国后会发作。这种我们称之为“进口甲肝”。

此外，有研究表明冬季、春季是发病的高峰期。曾经人们认为进食生牡蛎也可能导致甲肝，这是因为，以前牡蛎是用粪便来养殖的。不过，这个问题现在已经不用担心了。也有研究表明，候鸟迁徙也会传播病毒。不管怎么说，甲肝病毒通过生的鱼类、海鲜等传播是无可否认的事实。

甲肝在国外感染概率较大

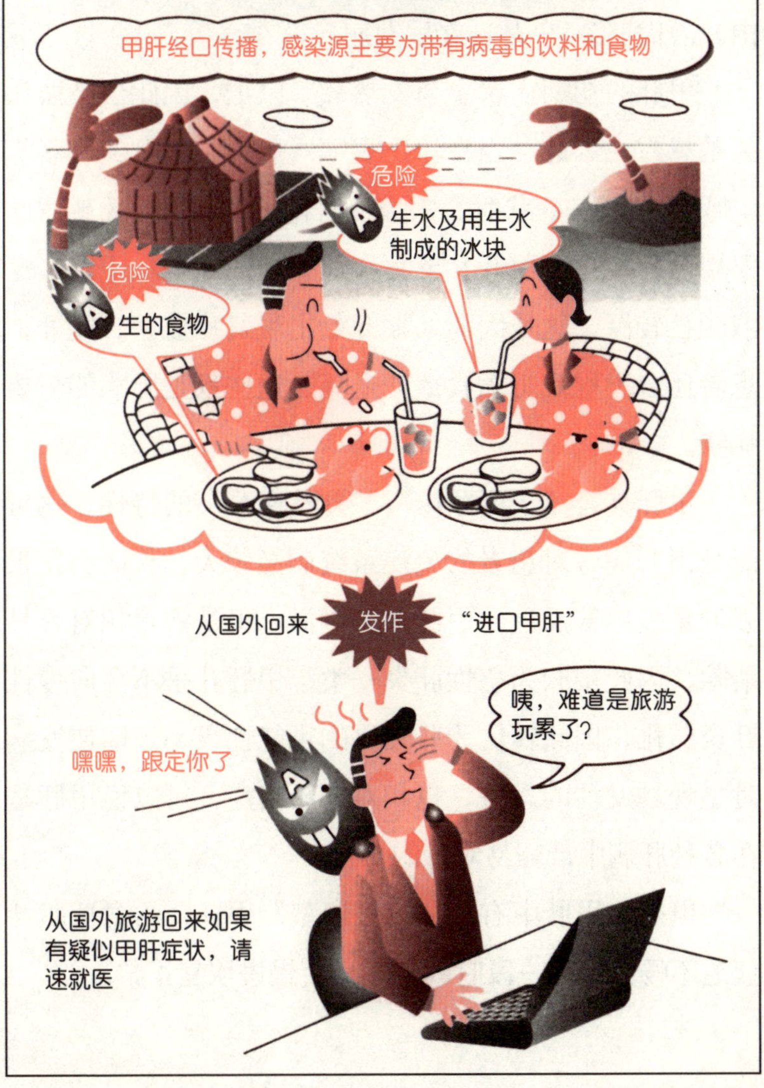

甲肝："华丽登场""戛然谢幕"

甲肝是由甲肝病毒引起的，病毒一般由口腔进入体内，潜伏期为1个月，之后发病。

甲肝的初期症状多为发热38℃以上，因此会被误认为是感冒。因此，当身体出现咽喉肿痛、咳嗽、痰多等上呼吸道*感染症状时，需谨慎对待，以免误诊为感冒耽误甲肝的治疗。甲肝和感冒在症状上的区别在于患者尿液颜色较深，这是因为初期开始出现黄疸症状。此外，患者还会出现乏力、食欲减退等，这些都是肝病的主要症状。

甲肝具有"华丽登场""戛然谢幕"的特性。这可能是因为病毒对患者的免疫系统刺激较大，从而引发很强的免疫应答反应。甲肝来势汹汹，但是病毒相对容易清除，因此被归为急性肝炎一类。甲肝几乎不会向慢性肝炎转化，因此转化为肝硬化的可能性极小。即使发病时呈现暴发性的态势，也相对容易治疗，可以说甲肝是在各种肝病中最容易对付的。

但是，甲肝中有部分"瘀胆型"甲肝，治愈后胆汁流通不畅会持续一段时间，之后会慢慢恢复正常。

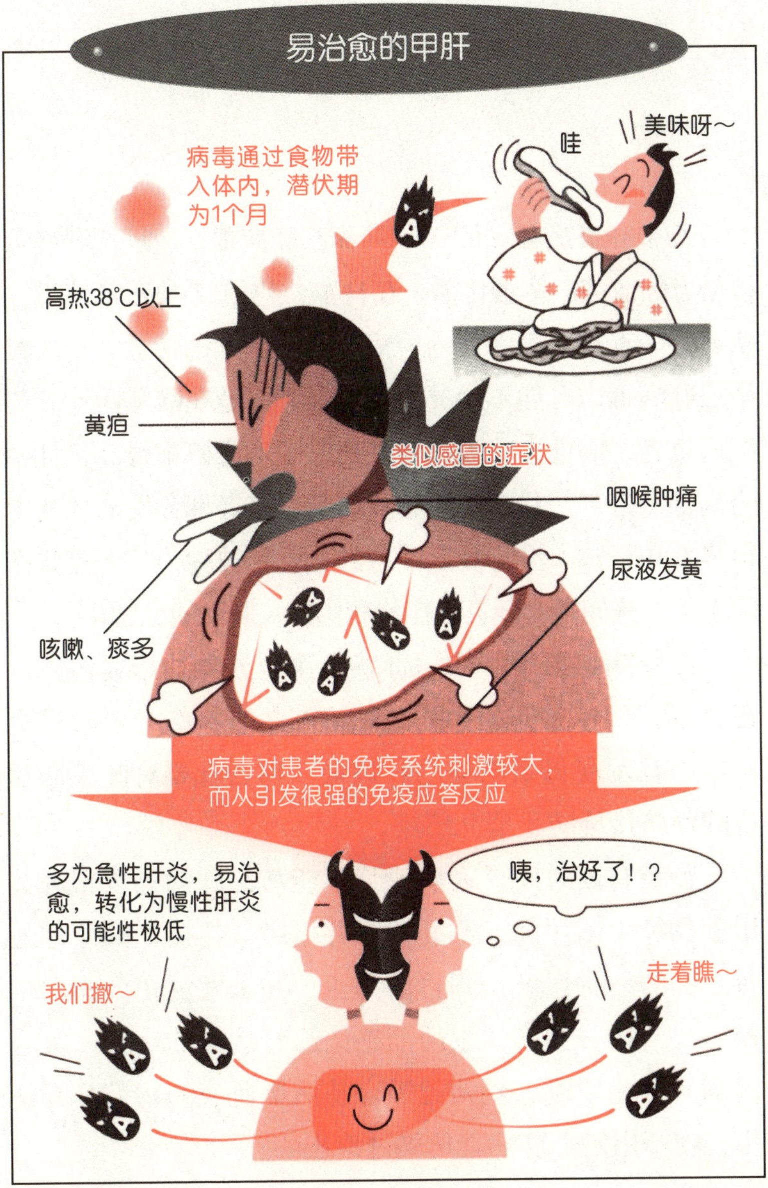
易治愈的甲肝
美味呀～
哇
病毒通过食物带入体内，潜伏期为1个月
高热38℃以上
黄疸
类似感冒的症状
咽喉肿痛
尿液发黄
咳嗽、痰多
病毒对患者的免疫系统刺激较大，而从引发很强的免疫应答反应
多为急性肝炎，易治愈，转化为慢性肝炎的可能性极低
咦，治好了！？
我们撤～
走着瞧～

乙肝：性行为传播？

乙肝的误解

乙型肝炎病毒（HBV，简称乙肝病毒）通过乙肝病毒携带者的血液、体液传播。在日本，4岁前感染乙肝病毒，病毒会一直存于患者体内，成为乙肝病毒携带者。成人感染乙肝病毒，可能不会成为携带者。但是在欧美国家，艾滋病患者、同性恋、吸毒者感染乙肝病毒概率很高，且多为病毒携带者。并不是所有的病毒携带者都会发病，其中很多人和正常人没有分别，这部分患者被称为“无症状携带者”，他们没有肝炎的症状和体征，肝功能正常。

乙肝病毒携带者的病毒感染途径首先是母婴传播。在日本，15年前开始，乙肝的检查是孕检的必要项目之一，一旦发现母亲感染乙肝病毒，那么就要对此采取相应的预防措施防止婴儿感染。

曾经有段时间，人们认为不能与乙肝病毒携带者共用餐具等生活用品。乙肝病毒并不经口传播，因此这是对乙肝的一种误解。到目前为止，并未发现在公司、学校等公共场合因集体生活而感染乙肝病毒的病例。家庭内部，只要牙刷、剃须刀等容易沾染血液的物品分开使用，就不用对乙肝病毒传染过度担心。

对乙肝病毒携带者的无端误解

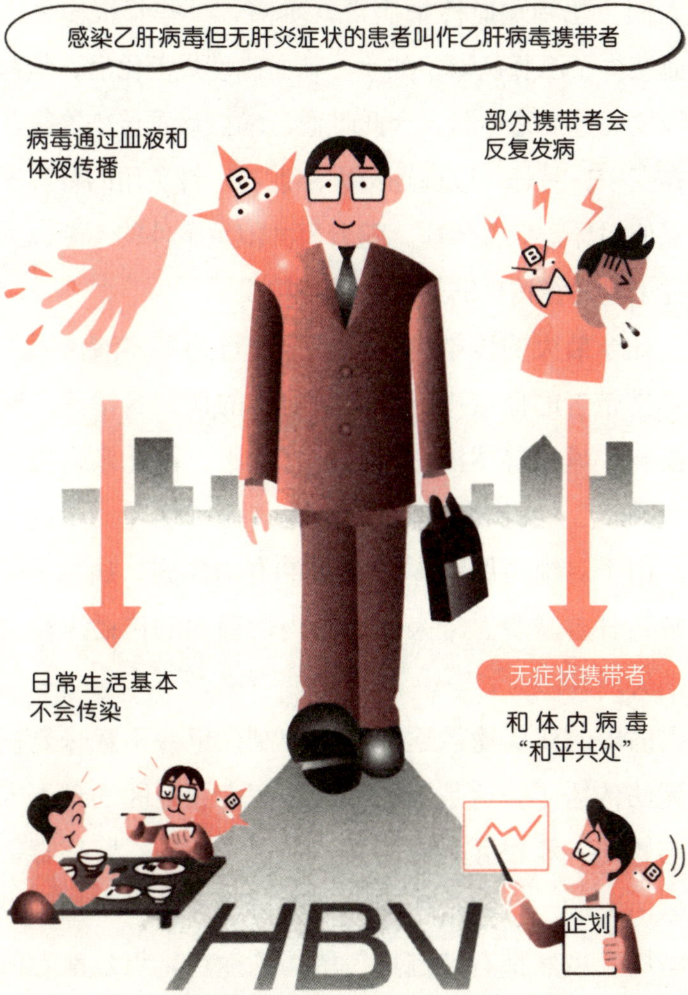

请不要对HBV病毒携带者产生无端的误解

“进口乙肝”患者，不值得同情

乙肝病毒主要是通过血液传染。说到血液传染，首先人们会想到输血传染病毒。确实，早些年很多人因为输血感染了乙肝病毒。如今，献血制度规范化后，献血时血液要经过严格检验，因此献血、输血病毒传染途径基本不存在了。另外，以前还会因注射器、针灸用的针等器具反复使用导致病毒传播，随着公共卫生条件的不断改善，通过上述途径传染的患者也越来越少了。

如今最大的传染途径莫过于性行为等体液传播了。病毒携带者的血液中存在大量病毒的话，其精液、阴道分泌物、唾液等体液中也会带有病毒，因此亲密接触，例如接吻、性行为等都可能成为传播的途径。不过近年来，由于对预防母婴传播*措施的有力实施，病毒携带者的数量日益减少。未来的20年内，国内的传播途径会逐渐消失。

国内的传播途径逐渐得到控制，但并不意味着病毒就无法传播了。这是因为很多去东南亚地区的日本人，参与嫖娼。和甲肝病毒一样，在国外感染乙肝病毒，会回国后发病。这就是所说的“进口肝炎”。甲型肝炎和乙型肝炎虽然都有“进口”传播的途径，但是前者值得同情，后者就必须加以警告了。

“进口乙肝”：可能导致家庭矛盾

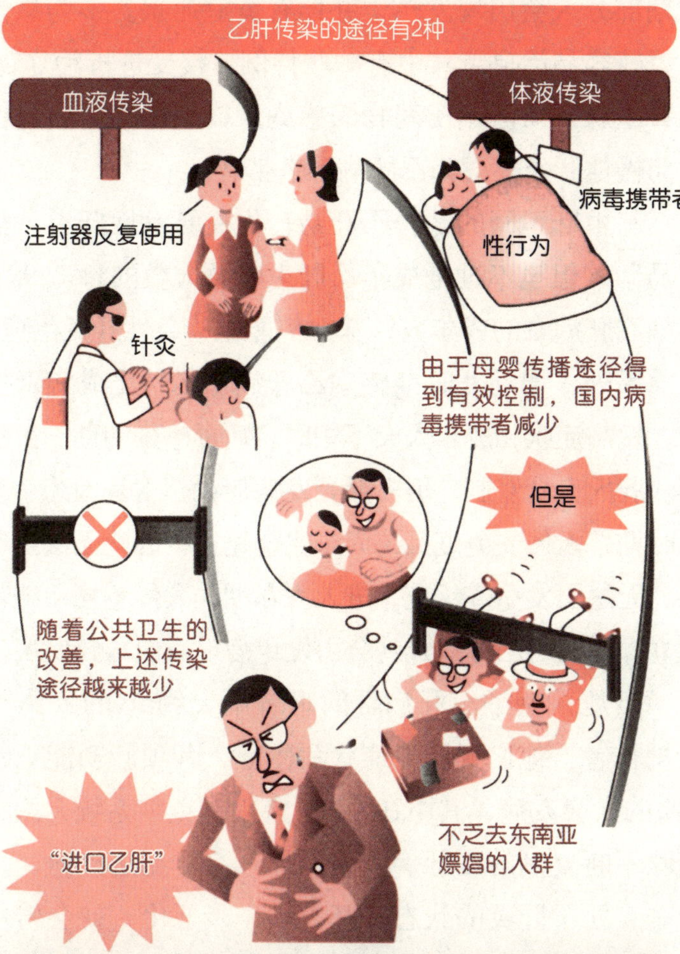

甲肝、乙肝都有“进口”途径，但前者值得同情，后者则需要指责

乙肝的发病症状

成年人感染乙肝病毒，发病症状类似于甲肝。发病初期部分人会出现发热，并伴有黄疸症状。多为急性肝炎，较容易治愈。其中有一些特例，接受透析治疗*或服用肾上腺皮质激素类药物的感染人群，多半会由急性转化为慢性肝炎，成为乙肝病毒携带者。

与甲肝不同的是，乙肝易转化成暴发性肝炎。虽说“易”，但也不过是成年乙肝患者总人数的1%，99%的感染乙肝病毒的成年人，基本都能作为急性肝炎治愈。

另外，婴幼儿时期感染乙肝病毒多转化成病毒携带者，发病症状和成年人大不相同。病毒感染初期，虽然病毒在肝内大量复制，但一般无发病症状。这是因为，婴幼儿时期，人体的免疫系统尚未完全建立，因此无法辨别病毒，无法引发免疫反应。进入青春期，人体免疫系统基本建立，体内的乙肝病毒就会引发免疫反应而导致发病。

但是，感染乙肝病毒的患者中大约5%的人为无症状携带者，他们无肝炎症状和体征，各项肝功能正常；95%的人会发病，其中10%的患者因为免疫系统无法完全清除不断复制的乙肝病毒，而导致乙肝无法治愈，患者会一直处于肝炎的状态。肝炎进一步恶化，就会转化成肝硬化甚至是肝癌。因此，乙肝治疗的关键在于如何防止乙肝病毒复制，或者是提高人体的免疫力。

病毒感染时期不同，发病状况不同

成年人感染乙肝病毒

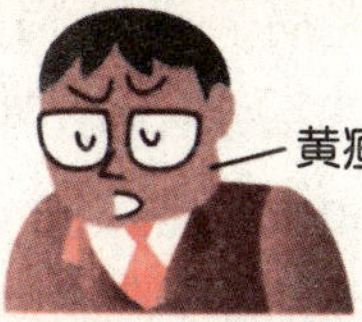

成年人感染乙肝病毒，发病症状类似于甲肝，多为急性，较容易治愈

病毒携带者

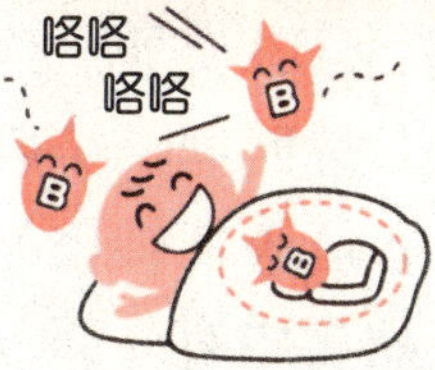

婴幼儿时期感染乙肝病毒，由于免疫系统尚未完全建立，因此无肝炎症状

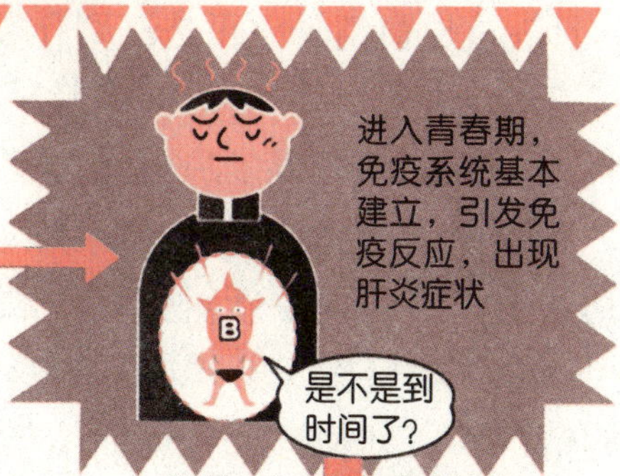

但是，5%的病毒感染患者为无症状携带者，他们无肝炎症状和体征，各项肝功能正常

10%的乙肝转换成肝硬化、肝癌

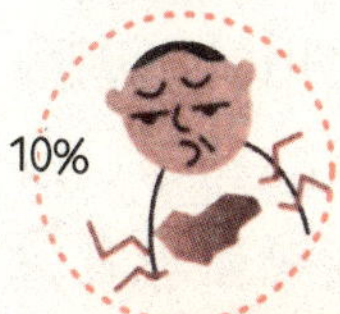

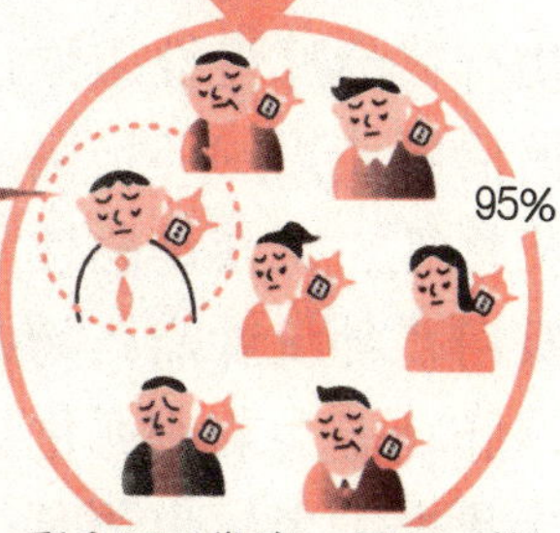

剩余95%发病，但85%的患者的病情会自然稳定

治疗的关键在于阻止病毒复制，提高免疫力

85%的慢性乙肝能自然转成非活动状态

上面提到，5%的乙肝感染者为无症状病毒携带者，10%恶化为肝硬化、肝癌，剩下的85%则能自然地转成非活动状态。肝病短期发作，之后病毒复制自然停止。这是因为体内乙肝病毒被人体免疫系统团团包围，不得动弹。这种状态在医学上叫作“HBe抗原血清转化”。这种状态类似于无症状病毒携带，无肝病症状和体征，肝功能正常。HBe抗原血清转化正是乙型肝炎治疗的目标。

有的乙肝患者很短时间内就能达到HBe抗原血清转化状态，但是也有很多患者需要相当长的时间。一般来说，30岁前能达到HBe抗原血清转化，肝炎能转化为非活动状态。然而，最新研究发现乙肝病毒中有一部分不产生HBe抗原（参考第90页）的变异株*，在这种病毒存在的情况下，即使HBe抗原血清转化，也无法阻止病毒的复制，因此会导致肝炎持续发作。

另外，只要人体的免疫防护稍有松懈，病毒就会卷土重来，继续复制。导致人体免疫力松懈即免疫力低下的药物有：治疗慢性风湿性关节炎所使用的类固醇、器官移植后所使用的环孢菌素等抑制免疫的药物，以及抗肿瘤药物等。尤其是恶性淋巴癌等血液癌症患者会长期同时服用几种抗肿瘤药物，一旦体内乙肝病毒突然开始活动，肝功能会急剧恶化导致暴发性肝炎。因此，即使是无症状携带者，也要时刻铭记体内还有一颗“隐形炸弹”。

HBe抗原血清转化——病毒的牢笼

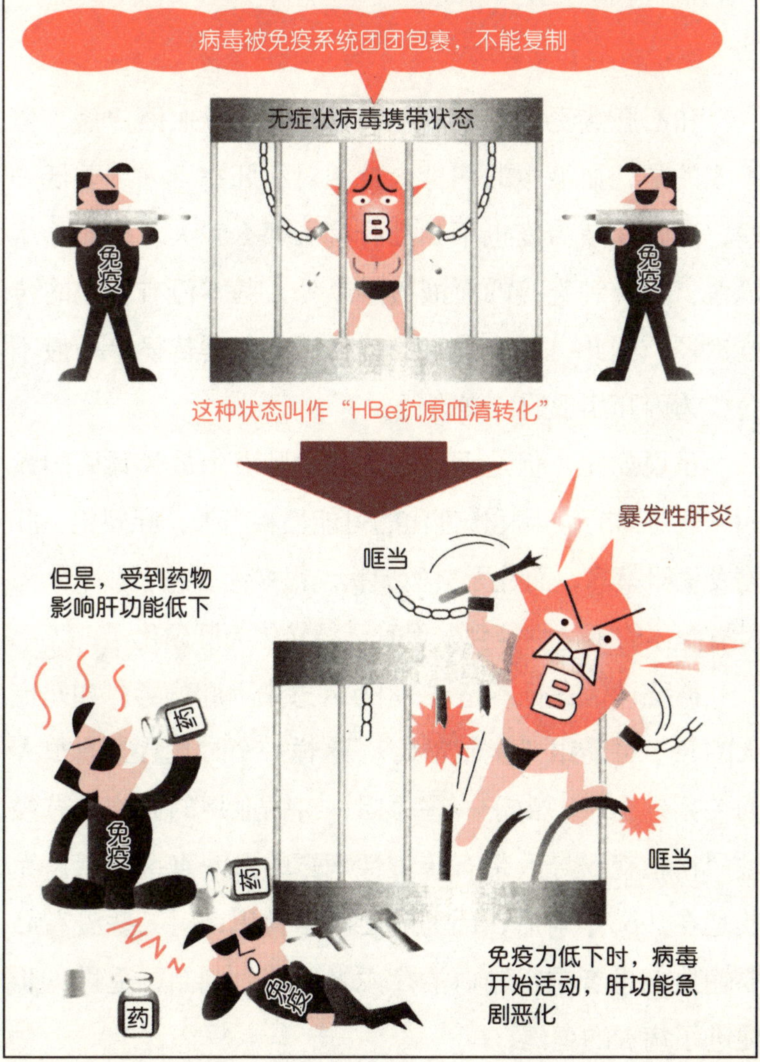

丙肝：不易察觉?

输血及血制品的使用曾经是主要传染途径

和乙肝病毒一样，丙肝病毒也是通过血液传播。但不同的是，血液中的病毒含量相对乙肝病毒来讲要低一些，而且繁殖力度也不如乙肝病毒那么强大。因此除了输血、纹身等直接的血液接触以外，基本没有其他的传染途径。因此，乙肝病毒的性传播、母婴传播等一般不会成为丙肝病毒的传染途径。

虽说如此，但是丙肝却是各类肝炎中最为顽固的疾病。这是因为，丙肝慢性化的可能性相当大，肝硬化、肝癌发生概率高，而且无典型症状。很多丙肝患者数十年来没有身体的不适，等到发现时已经转化为肝硬化了。

据统计，在日本超过200万人感染丙肝病毒。如此庞大的数字可能跟“卖血年代”*这样一个时代背景有很大的关系。当时，由于一些原因，对输血用的血液没有经过严格检查，导致带有传染性病毒的血液直接使用。尤其是在1965年前后，因为缺乏医学常识，对一些没有必要输血的患者进行输血治疗或者使用血制品，更进一步促进了病毒的蔓延。

丙肝——顽固的疾病

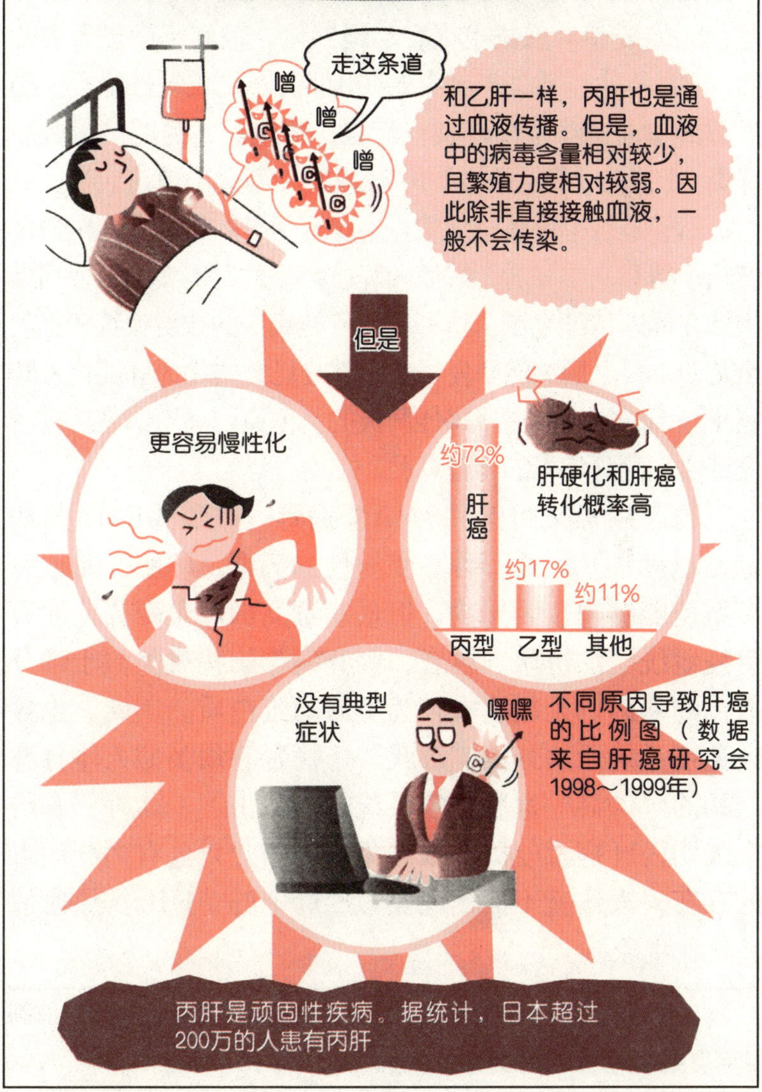
走这条道
噌
噌
噌
和乙肝一样，丙肝也是通过血液传播。但是，血液中的病毒含量相对较少，且繁殖力度相对较弱。因此除非直接接触血液，一般不会传染。
但是
更容易慢性化
约72%
肝癌
约17%
约11%
丙型
乙型
其他
肝硬化和肝癌转化概率高
没有典型症状
嘿嘿
不同原因导致肝癌的比例图（数据来自肝癌研究会1998～1999年）
丙肝是顽固性疾病。据统计，日本超过200万的人患有丙肝

丙肝的慢性化病程

慢性化可能性大是丙肝的显著特征。和乙肝不同的是，即使成年人感染也很容易慢性化。输血感染患者中的70%、其他途径感染患者中的40%都会转化成慢性肝炎。约半数的输血感染会出现黄疸症状，即我们常说的“输血后肝炎（PTH）①”；剩下的半数患者则不会出现该症状。之后，不管是否出现黄疸症状，半年至两年的时间内，病情自然趋于缓和。乍一看，好像丙肝已经痊愈，但实际上，病毒仍然在体内持续复制。这种貌似“健康”的状况持续10年甚至是20年，之后突然暴发，其中部分已经转化为肝硬化或肝癌了。丙肝容易转化成慢性肝炎的具体原因尚不清楚，有研究证实和丙肝病毒的特征有关。

丙肝病毒又叫作“RNA型病毒（核酸为RNA的病毒的总称）”，是一种多变异性的病毒。即刚开始，免疫系统能够辨认为异物，但是病毒立刻产生变异，导致免疫系统无法辨认。再者，丙肝病毒的构成类似于部分人体的基因，且能生成较为类似的蛋白质。因此，也导致免疫系统无法分清“敌我”，病毒利用类似人体自身结构的“伪装”逃脱免疫系统的“追击”。此外，有研究表明丙肝病毒能破坏人体免疫，因此只要有丙肝病毒的存在，人体就不会出现类似乙肝中的“HBe抗原血清转化”现象。

---

①输血后肝炎，医学术语，因输注含肝炎病毒的血液或血液制品而发生的肝脏损害称为输血后肝炎。

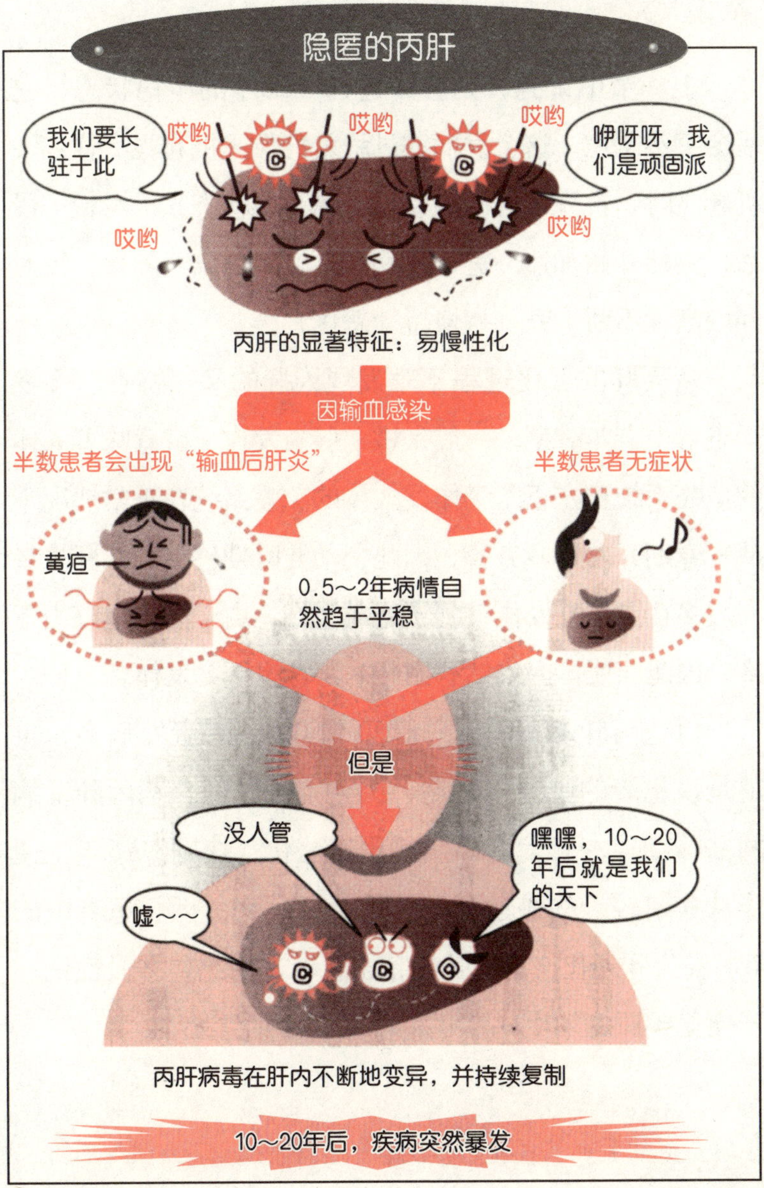
隐匿的丙肝
我们要长驻于此
哎哟
哎哟
哎哟
咿呀呀，我们是顽固派
哎哟
哎哟
丙肝的显著特征：易慢性化
因输血感染
半数患者会出现“输血后肝炎”
半数患者无症状
黄疸
0.5～2年病情自然趋于平稳
但是
没人管
嘿嘿，10～20年后就是我们的天下
嘘～～
丙肝病毒在肝内不断地变异，并持续复制
10～20年后，疾病突然暴发

以“迅雷不及掩耳之势”恶化的丙肝

上一节中讲到，丙肝经过10～20年的平稳状态，之后会突然恶化。这个发病的过程就好像飞机起飞一样：飞机起飞时，首先慢慢滑行（患者的平稳状态），滑行一段后，突然开始加速（进入发病期），然后离开陆地，短时间内高度不断上升（病情持续恶化）。

从丙肝的恶化过程不难发现丙肝的又一特点：多发于患者中老年时期。一般来讲，肝炎发作，就意味着人体的免疫系统正在正常工作。人体的免疫系统在正常情况下从青春期开始逐步完善，因此婴幼儿时期感染的乙肝患者一般多在青春期发作；到了老年时期，由于人体免疫力下降，因此即使体内依然有乙肝病毒，也不会发作。

但是丙肝却不同，一般50～60岁的患者发病多，也就是说患者的中老年时期，因免疫力较低，是丙肝发病的高峰期。一旦发病，病情迅速恶化，快则3～5年，便能从病情较轻的慢性肝炎转化为肝硬化。丙肝患者中的40%成为肝硬化、25%成为肝癌患者。因此，易慢性化、肝硬化或肝癌发生率高正是丙肝的可怕之处。

以“迅雷不及掩耳之势”恶化的丙肝

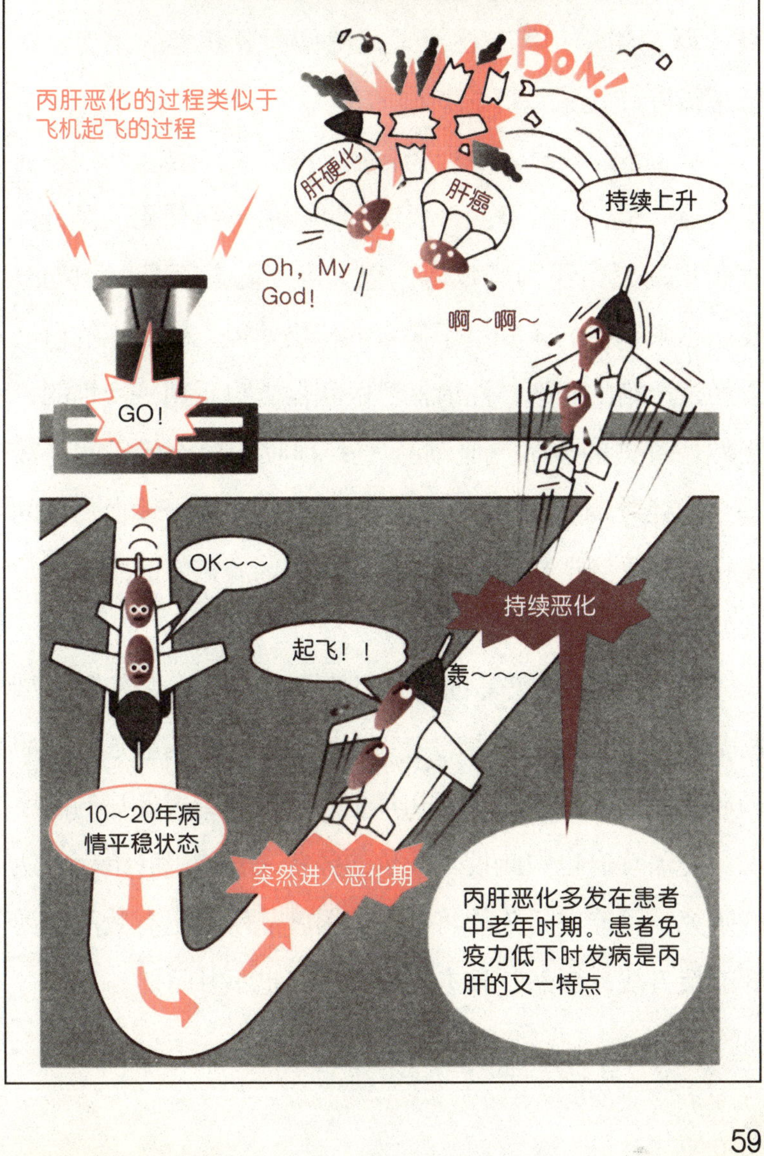

新的感染者基本不再出现

丙肝的隐匿性很强，数十年才开始发作。按照时间来计算，30～40年前由于输血感染丙肝病毒的患者，此刻正被肝硬化或者肝癌折磨着。

40%的丙肝患者是因为输血感染，剩余的60%则是通过其他途径，如纹身、针灸、预防接种等所使用的器具反复利用而感染了丙肝病毒。但如今，随着医学知识的普及，越来越多的人知道了病毒的传染途径。输血用的血液要经过严格的筛选，注射器等医用器具也采用一次性的，当然，过去的未加热血制品*已经回收，取而代之的是较安全的经过加热处理的血制品。在日本，由于输血传染的途径已经受到严格控制，因此新感染丙肝病毒的患者人数大幅下降。

但是，丙肝在美国却不容乐观。据说越南战争期间，美军中有大量吸毒的士兵，导致了丙肝的蔓延。按照丙肝的病程来计算，最近几年正好是丙肝患者发病的高峰期。美国政府也因此投入大量的经费来支持丙肝治疗方法的研究。可能在不久的将来，美国就能研发出有效治疗丙肝的新方法。当然，日本的相关研究也不甘示弱。

其他类型的肝炎

除了上面所讲的甲肝、乙肝、丙肝外，还有一些为数不多的其他类型的肝炎。

●丁肝

地中海、中东等地区是丁肝的高发区，美国也较流行。丁型肝炎病毒（HDV，简称丁肝病毒）是一种有缺陷的病毒，其复制需要依存于乙肝病毒。丁肝病毒和乙肝病毒是一种共生关系，可能两种病毒同时感染，也有可能先感染乙肝病毒之后感染丁肝病毒，如果没有感染乙肝病毒就不可能感染丁肝病毒。乙肝病毒和丁肝病毒

丁肝病毒是一种有缺陷的病毒

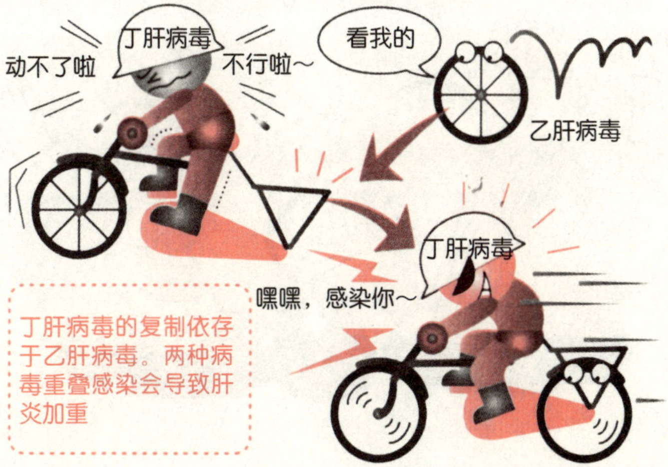

感染会引起暴发性肝炎。乙肝和丁肝重叠感染会使肝炎加重，肝炎迅速恶化，肝硬化和肝癌发生率高且快。

●戊肝

东南亚尤其是缅甸是戊肝的高发区。戊肝的传播途径和甲肝类似，经口传播，起病急。孕妇感染戊肝病毒，有10%可能演化成暴发性肝炎。整体来讲，戊肝预后良好，不会引起慢性肝病，短期内可治愈。

●庚肝

庚肝是由庚型肝炎病毒（HGV，简称庚肝病毒，又叫GBV－C）引起的肝炎。和丙肝病毒类似，经血液传播，易慢性化，因此不能放松警惕。

印度、缅甸是戊肝的高发区

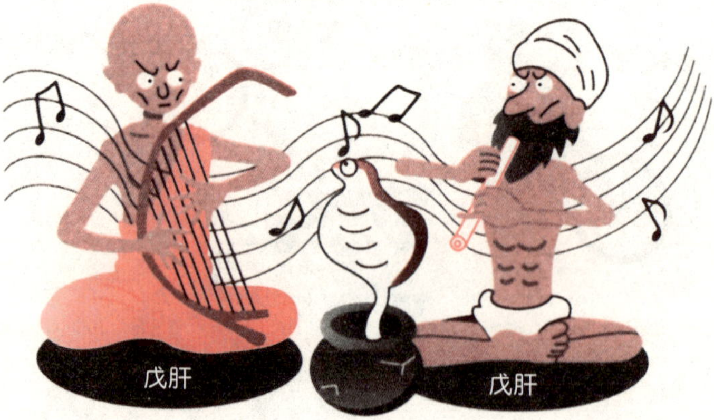

●TTV肝炎

TTV病毒是由日本发现的一种新型肝炎病毒，经研究发现，除了肝病患者以外，很多其他病的患者感染TTV病毒。经口、血液传播，易慢性化。

以上就是目前已研究发现的各种肝炎。很早以前，人们还误认为肝炎就是因为过度饮酒和过度劳累引起的，如今却证实各种肝炎病毒的存在，可谓是医学的重大发现。但是，面对各种肝炎病毒未能解决的问题还有很多，有待研究的课题也很多。

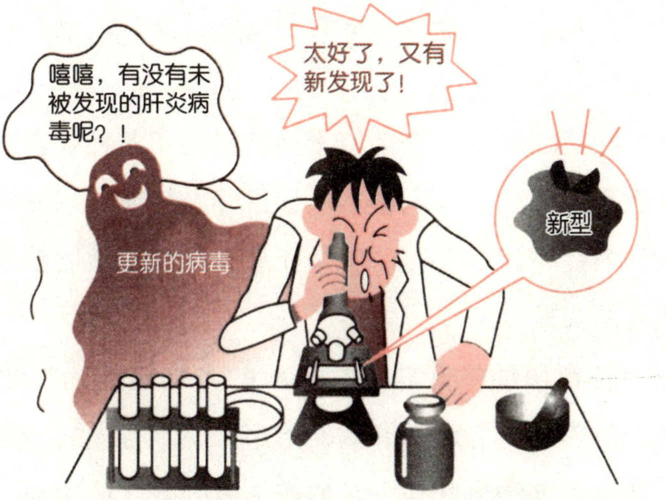

如何跟病毒性肝炎抗争

静养和加强营养远远不够

第二次世界大战前，肺结核作为一种传染病在日本全国蔓延。由于当时对肺结核不够了解，也没有有效的药物治疗，因此人们能做的就是静养和加强营养。但是不对症的治疗方法导致大量的患者死亡。

第二次世界大战后，名叫“链霉素”的抗生素成为肺结核的特效药，肺结核也不再是不治之症。由此我们也可以看出，由细菌、病毒引发的传染病，没有药物治疗是绝对不行的。

肝病的发展历程类似于肺结核。在各种肝炎病毒尚未发现的年代，人们根本不知道肝炎从何而来。因此也无法对症下药，能做的就是让患者静养，然后就是加强患者的营养。

静养和加强营养治疗肝病的方法已成为历史。确实，静养和营养对于肝病的治疗来说不可或缺，但是并不能彻底地治愈肝病。我们应该做的是认清病因、对症下药，只有这样才能和肝病抗争到底。

跟病毒性肝炎抗争

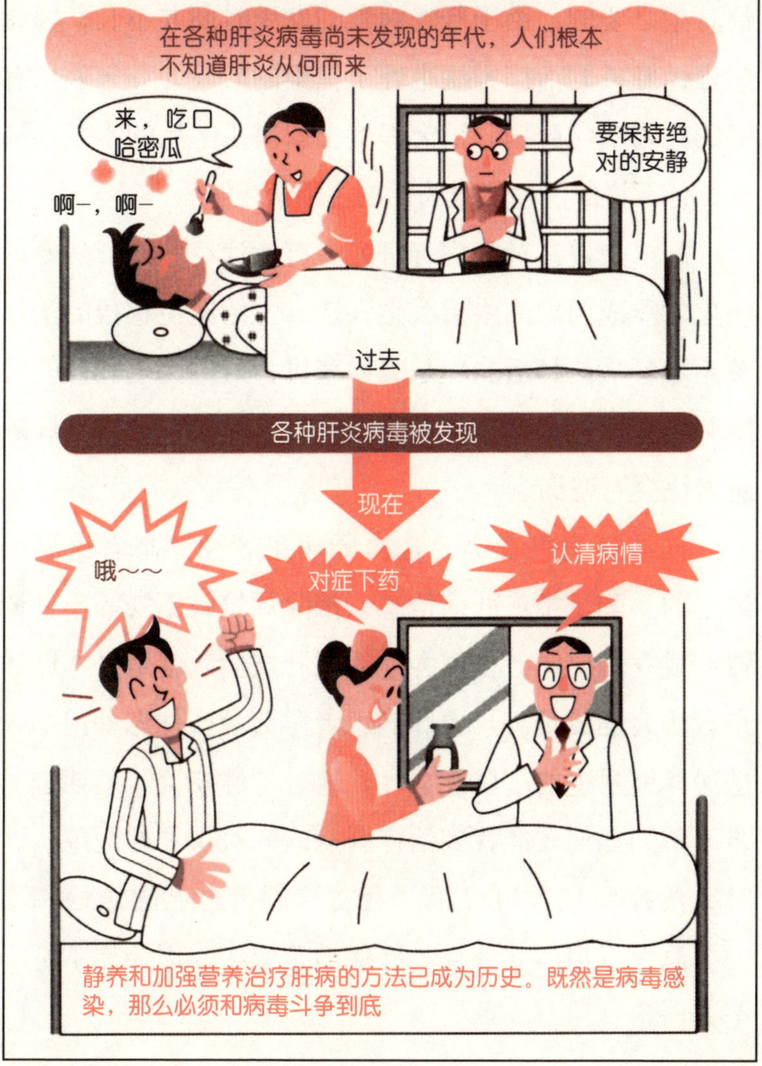
在各种肝炎病毒尚未发现的年代，人们根本不知道肝炎从何而来
来，吃口哈密瓜
啊—，啊—
要保持绝对的安静
过去
各种肝炎病毒被发现
现在
哦～～
对症下药
认清病情
静养和加强营养治疗肝病的方法已成为历史。既然是病毒感染，那么必须和病毒斗争到底

“求医”

治疗病毒性肝炎，找一位好的主治医生、搜集相关信息是必要的。由于肝炎病毒的发现时间并不长，因此病毒性肝炎的治疗方法也处于摸索的阶段。如何利用有限的药物治疗肝病，很大程度上取决于医生的水平。那么，什么样的医生能成为你的主治医生呢？

简单来讲，对肝病有研究、有治疗经验的肝病专科医生才能成为您的主治医生人选。主治医生积极的治疗关系着肝病的预后。但是总体来讲，好的医生和好的医院并不多。如果您正为求医发愁时，可以向“日本肝病患者协会”咨询。

日本肝病患者协会是由肝病患者及其患者家属所组成的，为了推广肝病信息、消除烦恼或不安等不良情绪而成立的团体。全国各地的“肝友会”就是日本肝病患者协会的成员。日本肝病患者协会会告知您如何加入您居住地附近的“肝友会”，通过“肝友会”就能进一步了解到如何才能找到治疗肝病的好医生和好医院。同时，治疗中您也可以跟“会友”倾诉自己的烦恼和不安。总之，请不要独自为肝病而苦恼了，因为你不是一个人！

第3章

肝炎的治疗

病毒性肝炎的检查

结合各项检查结果综合诊断

我们说肝脏是“沉默”的脏器，很多情况下病情已相当严重也不见典型症状。因此，肝脏是否真的一切正常，或者存在哪些问题还需要通过各项检查结果来综合判断。

各项检查中最基本的检查是血液和尿液的检查。通过对血液和尿液中成分的分析，能判断出肝功能是否存在异常、病因及病情的进展程度。

如果人体感染肝炎病毒，那么和病毒相关的抗原、抗体及病毒的DNA会存在于血液中，通过抽取患者的静脉血进行化验能够查出血液中是否有病毒相关成分的存在，这叫作“病毒指标”检测（第82页）。病毒指标对了解肝炎的病因、病毒类型、病情的进展等起着很大的作用。除了血液和尿液检查之外，还有B超、计算机断层扫描（CT）、磁共振成像（MRI）等影像检查，通过这些检查能够直接观察到肝脏的状态，了解是否患有肝癌以及肝炎的活动程度。

此外，为了更精确地诊断，可能还需要通过肝穿刺采取肝组织标本进行“肝活检”（详见第88页）。通过肝活检，可以直接了解慢性肝炎肝组织的病理变化及活动性，以便更精确地诊断。下面，针对各项检查的内容做一个详细的讲解。

通过血液、尿液检查出的肝脏异常

人体的肝细胞中存在200多种酶*，肝脏正是通过这些不同种类酶的作用实现代谢、解毒等功能的。因此，一旦肝功能出现异常，肝细胞中的酶会渗透到血液中，引起血液和尿液成分的改变。然后通过血液和尿液中具体成分的分析能了解肝脏是否存在异常。

下面来具体看一下各项检查代表的意义。

◎血液检查

●肝细胞损伤导致GOT、GPT含量上升

我们在做肝部检查时，可能经常听到GOT（谷氨酸草酰乙酸转氨酶，又称谷草转氨酶）、GPT（谷氨酸丙酮酸转氨酶，又称谷丙转氨酶）这两个词。现在，GOT又标记为AST，GPT又标记为ALT，两者均是肝细胞中大量存在并与氨基酸的代谢有关的酶。正常人体的血液中含有微量的GOT、GPT，但是如果肝细胞损伤，GOT、GPT会大量进入血液。肝细胞损伤越严重，血液中GOT、GPT的含量就越高。

急性肝炎的情况下，由于急性肝炎病毒引发的免疫反应会导致大量肝细胞急剧损伤，此时，血清中的GOT、GPT含量能达到500～5 000单位*/升，如果不发

生慢性化，GOT、GPT 2个月内便能恢复到正常值。但是慢性肝炎却不同，病毒的清除存在一些困难，人体免疫反应也没有急性肝炎那么剧烈，因此肝细胞的损伤程度也要轻得多。反映在数值上，一般病情平稳期的GOT、GPT含量大约在50单位/升，病情恶化期的GOT、GPT含量为100～200单位/升。肝硬化的情况下，由于肝炎活动弱，能够被损伤的肝细胞数量也很少，因此GOT、GPT值只略微高于正常值。

不同的肝病，GOT值和GPT值两者变化也不尽相同。肝硬化、肝癌等GOT值偏高，慢性肝炎、脂肪肝等则GPT值偏高。

GOT　GPT

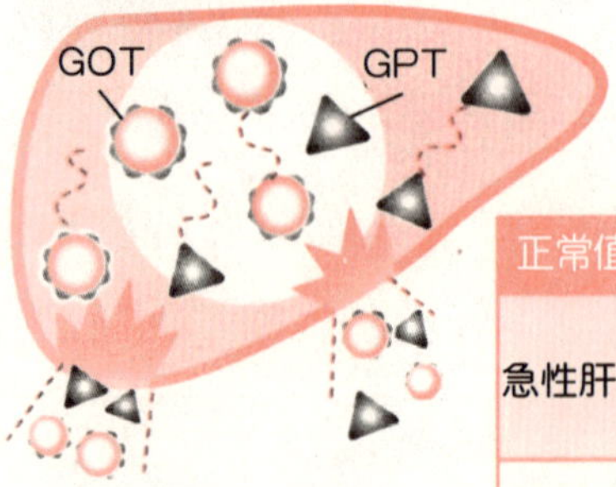

肝细胞损伤，大量渗透至血液中

GOT　GPT是肝细胞中大量存在的酶

	GOT	GPT
正常值	5～35单位/升	6～37单位/升
急性肝炎	500～5 000单位/升（若不发生慢性化，2个月内则可恢复到正常值）	
慢性肝炎	肝炎平稳期→50单位/升 恶化期→100～200单位/升	

肝硬化、酒精性肝炎、肝癌等GOT值偏高，慢性肝炎、脂肪肝等GPT值偏高

●γ-GTP：酒精中毒、肥胖、胆汁瘀积患者值偏高

γ-谷氨酰转肽酶（γ-GTP）是一种胆管膜上的酶，正常值为3～40单位/升。肝细胞损伤、胆囊或胆管病变引起胆汁瘀滞时，γ-GTP会随着ALP、LAP（详情可见下页）一起升高。

γ-GTP尤其对酒精反应灵敏，酒精性肝炎患者γ-GTP能升至100～1 000单位/升。肝病患者一般被要求禁酒，但是部分患者仍会偷偷喝，只要从患者的γ-GTP值就能立即判断出最近他是否喝酒了。除了酒精性肝炎以外，肥胖者的γ-GTP值也会上升。体检数据显示，很多50岁左右的工薪族γ-GTP值会出现异常，这是跟

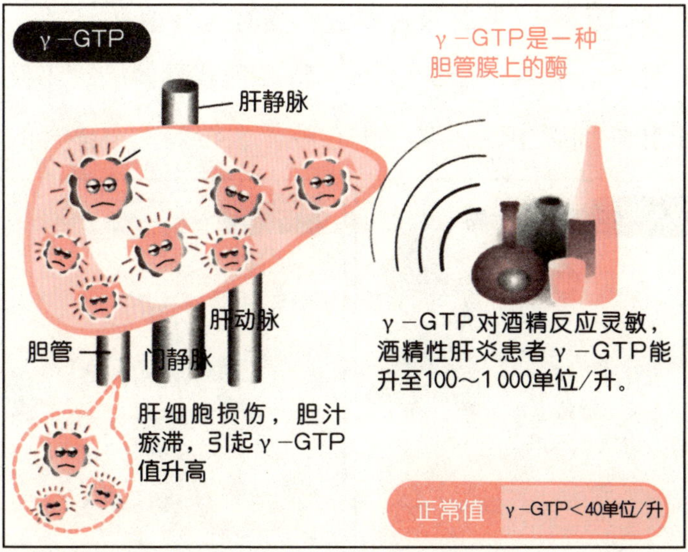

肥胖有关。

●ALP——胆汁瘀滞时偏高

碱性磷酸酶（简称ALP），是一种能分解磷酸化合物的酶，患有肝炎、肝硬化、胆结石等疾病时，由于胆汁瘀积，会导致ALP值升高。除此之外，发育期的儿童、骨折愈合期、怀孕后期时检测的ALP值也会偏高，此时则需要结合其他检查来综合诊断。

●LAP——蛋白胨的分解酶

人亮氨酰氨基肽酶(简称LAP)，多分布在胆管的上皮组织中。和ALP类似，胆囊疾病胆汁流通不畅时导致LAP值偏高。

●LDH——肝脏以外器官病变时也会偏高

乳酸脱氢酶（简称LDH）是一种糖酵解酶。不仅存在于肝脏细胞中，还存在于心脏、血液等几乎全身的细

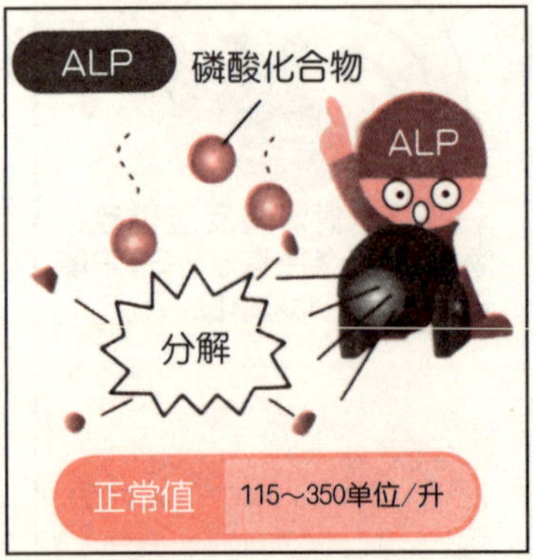

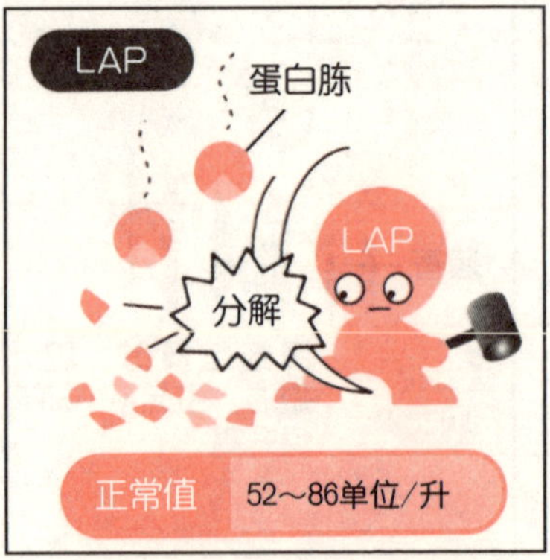

胞中。因此，不仅肝细胞损伤时LDH值偏高，肝脏以外的器官中的红细胞、肌细胞等损伤时，也会导致LDH值偏高。白血病、癌症等检查时LDH值也会高于正常值。因此，单独的LDH值偏高并不能确诊为肝病，需要结合其他检查结果综合判断。

●血氨——肝功能衰竭的重要判断指标

血氨的主要来源是氨基酸的分解代谢，正常人体在肝脏合成尿素后将有毒性的氨转变成无毒或毒性小的物质通过肾脏排出体外。但是肝功能低下时，对氨的解毒功能减弱，血液中的氨含量越来越高。越来越多的氨进入脑组织，导致大脑功能紊乱，因此就会出现痴呆、昏迷等症状，临床上称为“肝性脑病”。血氨是肝硬化、肝功能急剧衰退患者必须检测的项目之一。

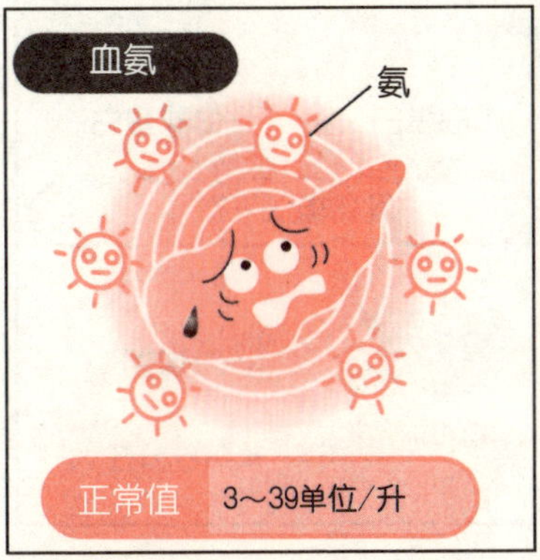

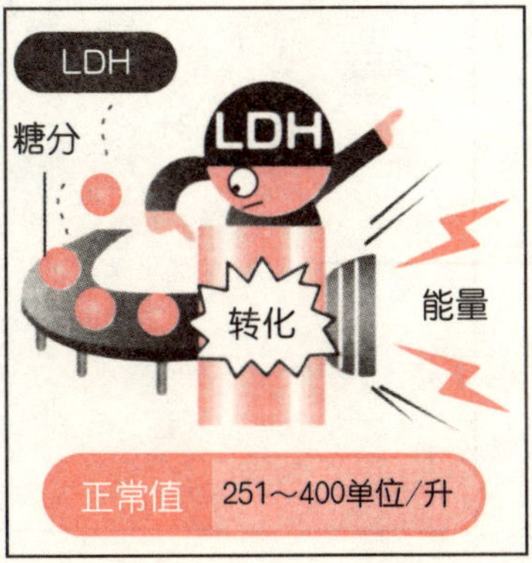

●总蛋白

总蛋白是血液中各种蛋白的总称，大体上非为两类：白蛋白和球蛋白。

白蛋白是由肝脏合成的蛋白质，因此肝功能低下时，血液中的白蛋白含量减少，而此时球蛋白含量则升高。

●ZTT、TTT——肝炎慢性化的诊断依据

硫酸锌浊度试验（ZTT）、血清麝香草酚浊度试验（TTT）是在血清中加入相应的试剂，观察其混浊程度，也称为“血清胶质反应”。慢性肝炎患者的ZTT、

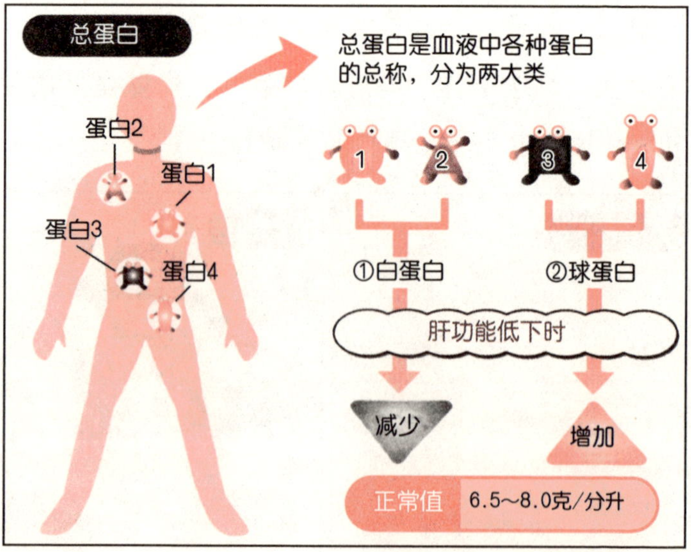

TTT值偏高。除肝病以外，胶原性疾病等患者血液中的γ球蛋白增加，ZTT、TTT也会高于正常值。

●总胆固醇——过高会导致动脉硬化

胆固醇是一种类脂质，从食物中获取，在肝脏中合成。因此，肝功能低下时，血液中的胆固醇含量会减少。

过度肥胖、脂肪肝等引起胆固醇含量过高，通常会导致动脉硬化。但是，血液中的胆固醇含量过少，则基本可以判断为与肝有关的疾病，往往此时肝功能已经极端低下。

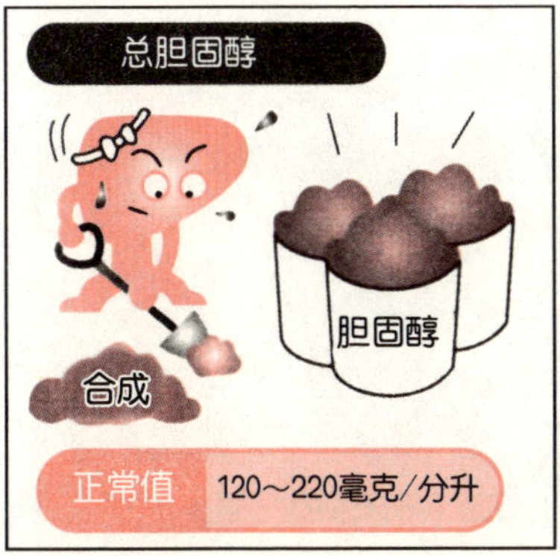

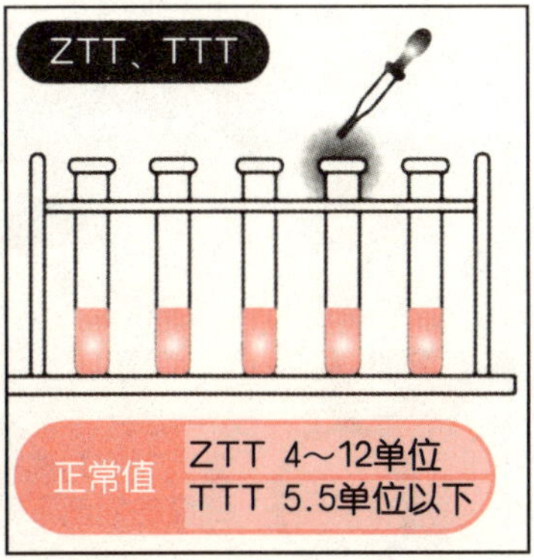

●凝血酶原时间——血液凝固时间测试

凝血酶原时间（简称PT）是对具有凝血功能的凝血因子的活性测试。测试的对象主要是凝血因子中的Ⅰ，Ⅱ，Ⅴ，Ⅶ，Ⅹ五种。由于大部分凝血因子都是由肝脏生成，因此当血液中凝血因子含量减少时，血液难以凝固。

急性肝炎、暴发性肝炎、肝硬化等，病情的轻重缓急不同，凝血因子活动度也不同，可以通过凝血酶原时间的长短来判断病情的进展程度。测试时间可以用秒或者百分数来表示。

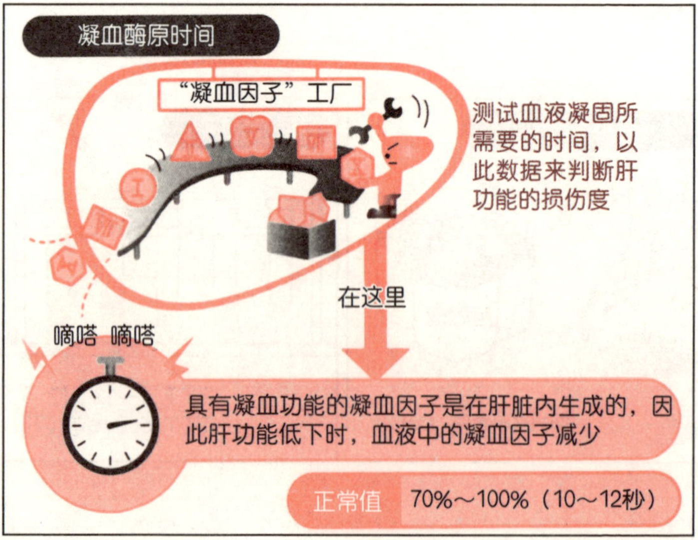

●ChE——肝功能低下测试

胆碱酯酶（ChE）是反映肝脏内蛋白质合成的酶。肝功能正常的情况下，血液中有一定量的胆碱酯酶。但是暴发性肝炎、慢性肝炎、肝硬化等患者的肝功能明显下降，导致血液中ChE值降低。但是，脂肪肝患者的ChE却会升高。

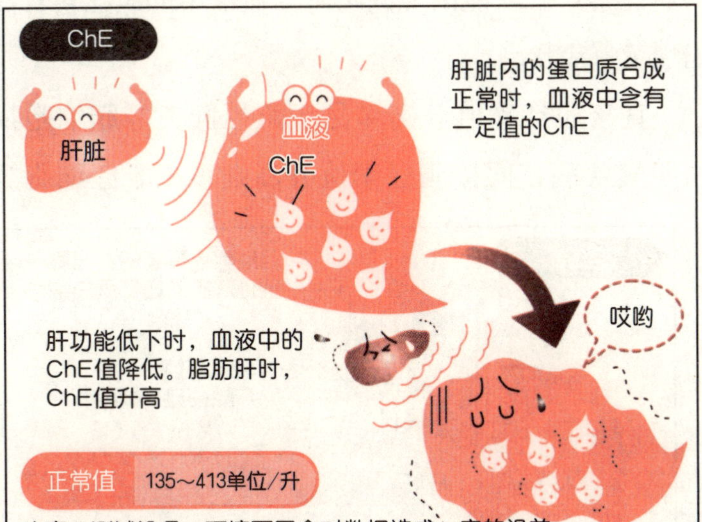

注意：测试设备、环境不同会对数据造成一定的误差

●总胆红素——黄疸的判断依据

胆红素是衰老的红细胞所分解出的血红蛋白中的黄褐色色素。胆红素随着血液循环被带入肝脏，经过肝脏的代谢处理转化为水溶性胆红素后进入胆汁，随胆汁排出体外。未经肝脏处理前的胆红素叫作“间接胆红素”，为脂溶性；经过肝脏处理后的胆红素叫作“直接胆红素”，为水溶性。正常情况下，血液中会含有微量的胆红素；肝功能出现问题时，血液中的胆红素升高，出现黄疸症状。

直接胆红素值升高多见于急性肝炎等肝细胞损伤及胆囊疾病；间接胆红素值升高则多见于红细胞等遭

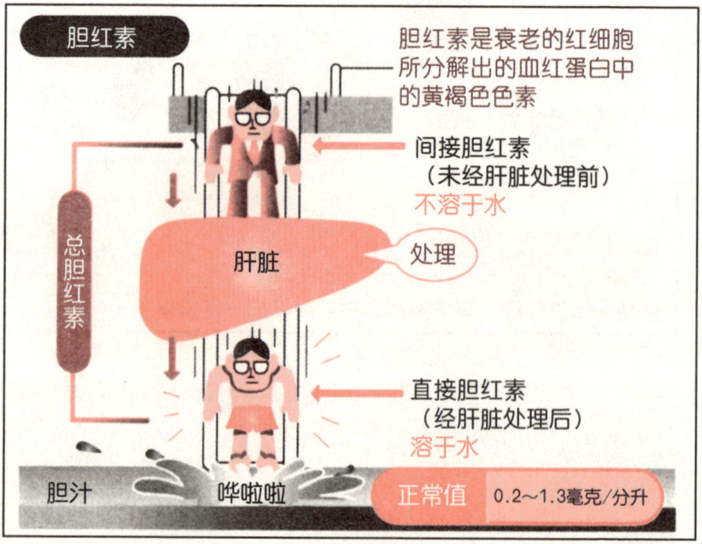

到破坏的溶血性贫血、肝功能急剧下降的暴发性肝炎等疾病。

◎尿检

●胆红素——胆汁淤积时游离到尿液中

正常情况下，胆红素随胆汁排出体外，但能在血液中检测出微量的胆红素，但是尿液中现在检测不出胆红素。然而当肝功能严重损伤或胆囊疾病中胆汁淤积时，大量胆红素便会游离到血液和尿液中。

因此可以通过尿检来测试胆红素。具体做法为：在尿液样本中浸入试纸，通过试纸颜色的变化来判断尿液中胆红素的含量。只是尿检中的胆红素指标并不能单独作为肝病的诊断依据。

●尿胆素原——胆红素的分解物

尿胆素原是由含在胆汁中的胆红素进入肠内后，被肠内细菌分解后的物质。尿胆素原大部分会随粪便一起排出体外，一部分会由肠壁吸收回到肝脏，再从肝脏进入肾脏或血液中，随尿液一

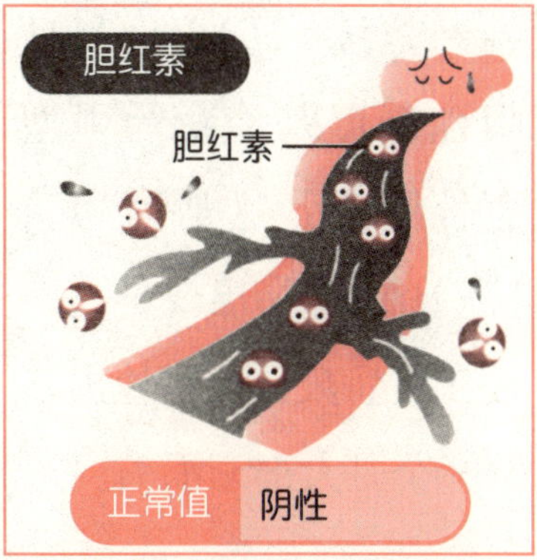

起排泄。因此，正常情况下，人体的尿液中含有微量尿胆素原，尿检时试纸无明显颜色，检查结果应为弱阳性。但是，肝功能存在障碍时，尿液中的尿胆素原增加，尿检时试纸颜色显著变化，检查结果为阳性。需要注意的是天气炎热时，即便是正常人尿检时，尿胆素原也会呈阳性，因此不能单独作为肝病的诊断依据。

肝炎病毒类型的检查

当有害细菌、病毒等有害物质（抗原）入侵身体时，身体的免疫系统会产生与之抗衡的抗体，通过病毒指标检测可以判断出人体是否感染病毒、感染何种肝炎病毒及感染的程度等。

●甲肝的病毒检测指标

HAV抗体*是甲肝病毒检测的重要指标。HAV抗体，特别是抗-HAVIgM呈阳性，可以诊断为甲型急性肝炎。这是因为，抗-HAVIgM出现早，一般在发病数日即可检出，3~6个月大部分消失。

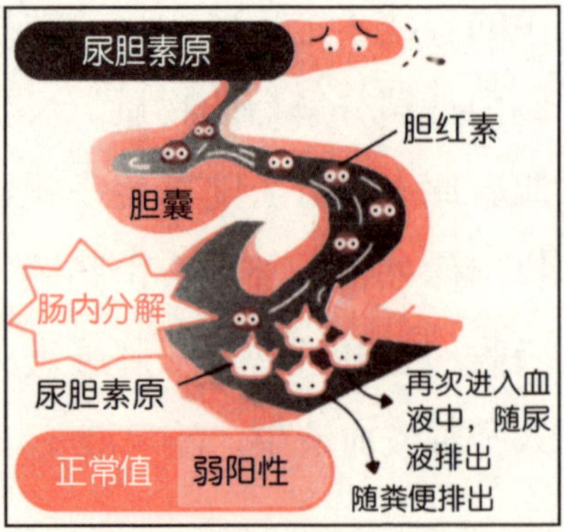

而与之相对，抗-HAVIgG基本上不会消失，只要感染过甲肝病毒一直会存在于体内。因此抗-HAVIgG检测呈阳性时无法判断病毒是否正在感染或者之前感染。

感染过甲肝病毒的患者由于体内抗-HAVIgG的存在，不会再次感染甲肝病毒。东南亚国家是甲肝的高发区，这一带的居民很多都曾感染过甲肝病毒，体内都有抗-HAVIgG。在日本，曾经的甲肝多发区，很多老一辈的人体内都有抗-HAVIgG，随着公共卫生环境的不断改善，日本国内感染的病例越来越少。但是，一般年轻人体内都没有这种抗体，因此去东南亚等地区旅游时，就需要特别注意，不要随便饮用当地的生水

甲肝检查

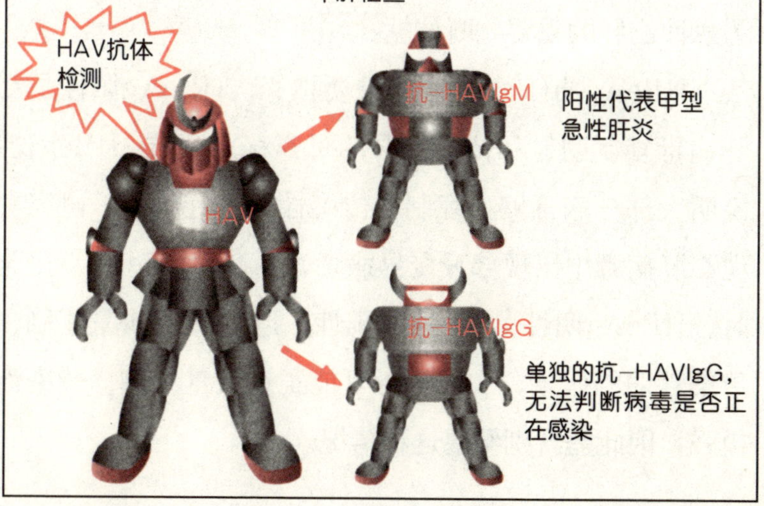

或吃生的食物。

●乙肝病毒检测指标

乙肝主要检测HBs抗原（HBsAg）、HBe抗原（HBeAg）、HBc抗体（抗-HBc）*等指标。HBsAg阳性是乙肝病毒（HBV）感染的标志，但是单独的HBsAg指标无法成为急性乙肝或慢性乙肝病毒携带的判断依据。

急性乙肝和慢性携带的治疗方法迥异，因此治疗前必须分清才利于对症下药。此时，使用抗-HBc指标作为急性或慢性乙肝诊断的依据。其抗-HBc值高为无症状的慢性携带者，其值低代表既往感染或急性乙肝。其中抗-HBcIgM出现最早，因此抗-HBcIgM阳性可以作为急性乙肝的重要判断依据。

HBeAg为HBV复制的重要指标。HBeAg阳性是乙肝病毒复制明显和传染性强的可靠标志。抗-HBe阳性说明大部分病毒停止复制，传染性弱。近年来，研究发现乙肝病毒中出现部分变异病毒，不产生HBeAg。化验时，HBeAg阴性、抗-HBe阳性，造成HBV少量复制，传染性弱的假象，实际病毒可能正在大量复制、传染性极强，因此需特别警惕这种情况。

乙肝病毒复制的强弱是如何检测呢？曾经所使用的方法是DNA聚合酶活性测定法。DNA聚合酶是细胞复制DNA的重要作用酶，但由于测定值缺乏稳定性，近年来被病毒自身的DNA（HBV-DNA）*含量直接检测法所取代。

●丙肝病毒检测指标

丙肝病毒（HCV）指标检测时，多检测HCV抗体（抗HCV），有时也检测HCV抗原。抗-HCV阳性提示现正感染或既往曾感染。但要分清两者，需进一步做HCV-RNA*检测，HCV-RNA阳性表示现正感染。

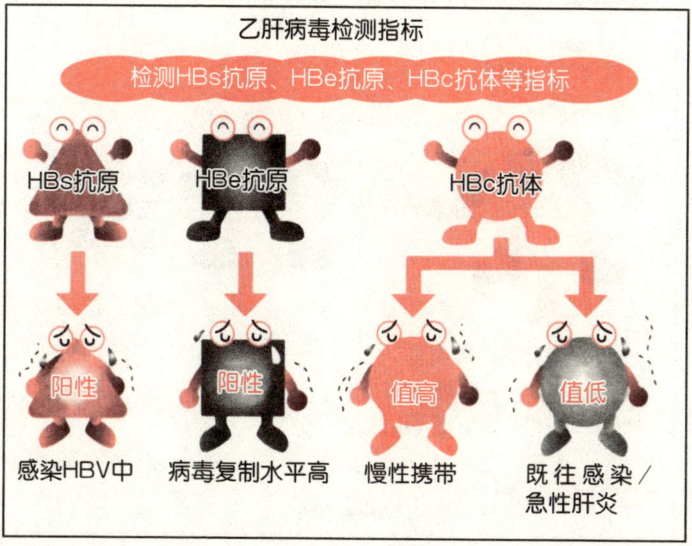

HCV基因分为不同类型，但HCV基因分型还无统一标准，因用于基因分型的部位和采用的技术方法不同，出现了各种基因分型结果，如1a、1b、2a、2b、3a、3b分型法，也有Ⅰ型（1a）、Ⅱ型（1b）、Ⅲ型（2a）、Ⅳ型（2b）分型法。在日本，70%丙肝患者为Ⅱ型（1b）感染，20%为Ⅲ型（2a）感染，10%为Ⅳ型（2b）感染，基本无其他类型感染病例。

HCV基因分型与干扰素的有效性有直接关系。不同基因型感染干扰素治疗反应表现不同，治疗效果亦不同。但由于HCV基因分型花费较大，现在使用比较多

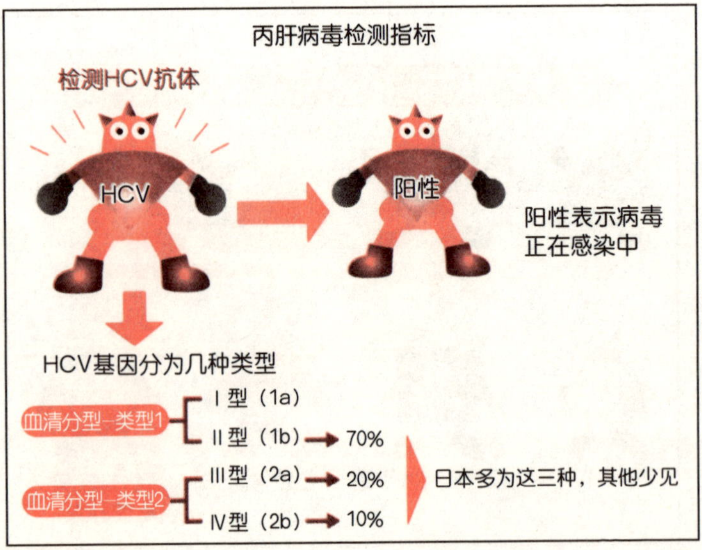

的是HCV血清分型。血清分型只有2类，类型1对应基因分型的1a、1b，类型2则对应基因分型的2a、2b。在日本，血清分型的类型1一般指的是基因分型的1b型。

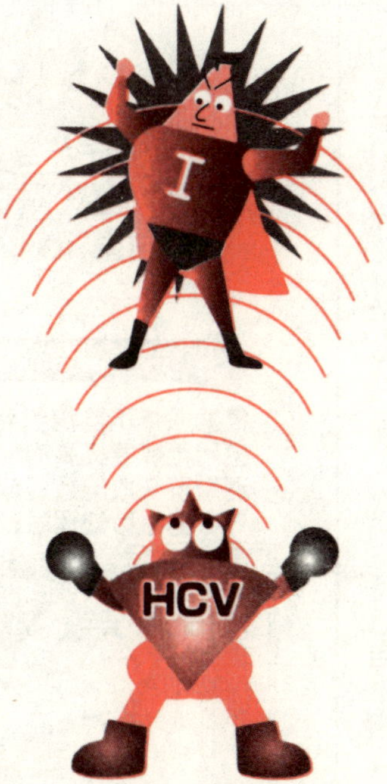

影像学检查

除了上述的检查方法和指标以外，还有影像学检查的方法，通过这些方法，我们能通过肉眼直接观察到肝部的异常状况，以及血常规、尿常规中无法检测到的细节。如能将两者完美结合，则有利于更全面地了解患者的病情。

3 超声波检查（B超）

向人体发射超声波，同时接受体内脏器的反射波，将所携信息反映在屏幕上。通过B超可以分辨出慢性肝炎和脂肪肝，还能发现直径1厘米以下的肝癌，其特点是简易、无痛苦，患者乐于接受

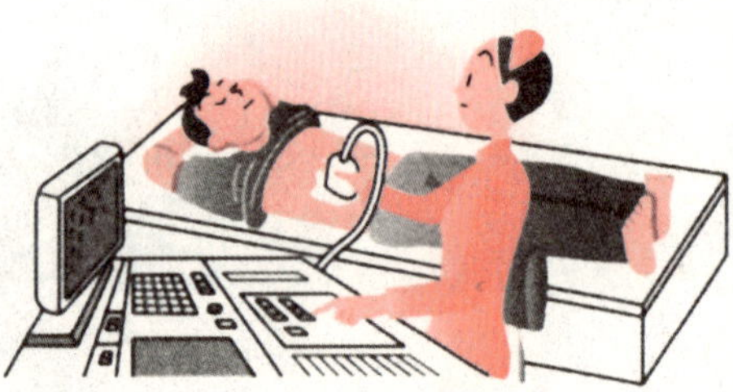

4 计算机断层扫描（CT）

根据人体不同组织对X线的吸收与透过率不同，应用灵敏度极高的仪器对人体进行测量，然后将测量所获取的数据输入电子计算机，电子计算机对数据进行处理后，就可摄下人体被检查部位的断面或立体的图像，发现体内任何部位的细小病变。通过CT，可以检测出肝脏的变形程度、肝癌的有无及其程度、脂肪肝中脂肪的沉着程度。其特点是简易，无痛苦

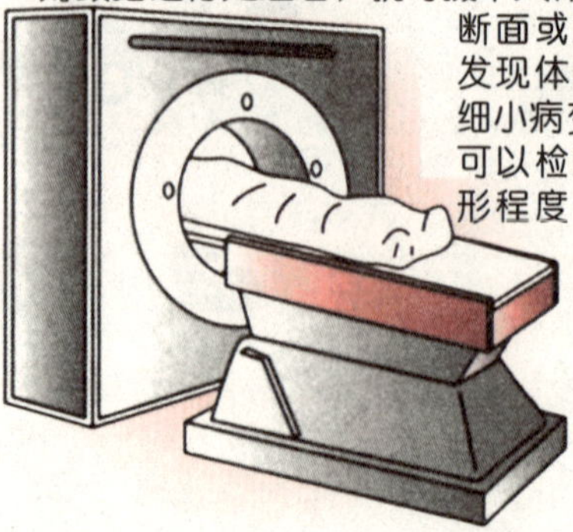

4种影像学检查

1 磁共振成像（MRI）

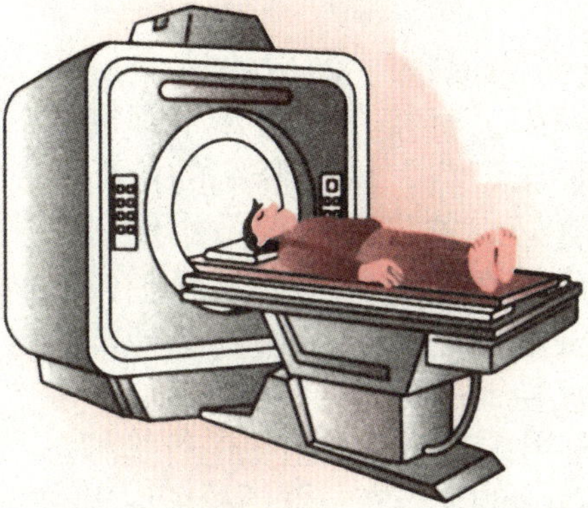

将患者置于强磁场的检测设备中，通过发射MRI电磁波，利用磁共振现象从人体中获得电磁信号，并重建出人体信息，可以直接做出横断面、矢状面、冠状面和各种斜面的体层图像。整个检测过程所需时间比CT要长，为30～40分钟，无痛苦

2 腹部血管造影

先做局部麻醉，接着把导管从大腿根部的大动脉插入，推进到腹部大动脉，然后再继续推进到所要检查的脏器的血管中，注入造影剂之后做连续摄影。注入造影剂时，腹部有灼热感但无疼痛感。通过腹部造影，可以确定由B超等检查出肝部的肿瘤是恶性还是良性，还可以确定癌细胞从哪个部位的血管获取营养成分。腹部血管造影检查时间长，重症肝炎患者住院治疗时有必要做腹部血管造影

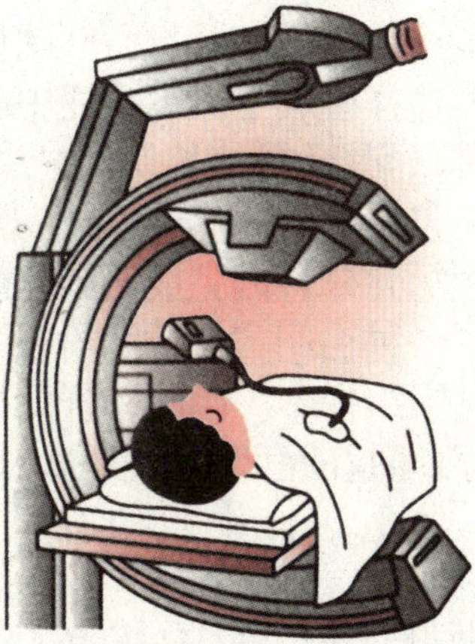

肝活检——诊断的“撒手锏”

上述的各项化验检查和影像学检查总体来讲都是通过间接的方式来检测肝脏的功能。在某些情况下，病情的诊断还需要更“直接”地和肝“面对面”，此时就可以借助肝活检。肝活检是一种能直接了解组织的病理变化，做出较精确诊断的检查。

肝活检是根据负压吸引的原理，采用快速穿刺方法，从肝内抽取少量的肝组织，直接在显微镜下观察其组织形态的改变，再结合临床资料，做出肝病的诊断。肝活检配合腹腔镜效果会更好。首先在腹部做小切口，通过小切口插入有摄像镜头的腹腔镜，将插入腹腔内的摄像头所拍摄的腹腔内各种脏器的图像传输到电视屏幕上，通过观察图像，使用直径2～3毫米针穿刺肝脏，取出1毫米×10毫米大小的肝部组织，对所取组织进行检测。由于人体肝脏是一个重约1 500 g的大器官，肝活检所取出的只有肝脏极小一部分，可能难以完全代表肝脏的全部病变，由此出现过将肝硬化误诊为轻型慢性肝炎的案例。因此，当初步诊断为重型肝炎、肝硬化时，建议配合腹腔镜进行肝活检，这样有利于取出病变中心区的肝组织样本。肝活检有时也可以配合B超来检测。

肝活检时，需要对患者进行局部麻醉，样本的采取能在短短几分钟内完成，因此患者基本无疼痛感。近来，还出现了一种名叫“自动活检枪”的活检设备，能够在瞬间内提取肝组织样本。因此，肝活检也是一种安全的检测方式，只是穿刺时在腹部留下创伤，建议留院观察24小时。

不管怎么说，和B超等不同，肝活检是一项创伤性检查，患者会因为疼痛和恐惧而难以接受。医生要求患者做肝活检，目的是为了有利于疾病的诊断和治疗，所以患者及其家属应该积极予以配合。

早发现、早治疗，各项检查少不了

当肝病出现某些症状时，可能肝病已经进展到一定程度了。为了早发现、早治疗，定期肝部体检是必不可少的。

有些人确实也是定期体检，不过只做GOT、GPT、γ-GTP等少数几个常规指标检测。肝病的种类繁多、病情程度不同，单单这几个数值并不能说明问题，数值高并不一定代表病情严重，数值低也不能完全说明没问题。因此体检时发现肝部异常，应该积极地做影像等进一步的检查。

如果体检时发现急性肝炎、慢性肝炎或者慢性携带者时，更详细的检查必不可少。肝炎的治疗方法因病毒的复制活跃性、病情的进展程度等不同而有很大不同，尤其使用干扰素治疗慢性肝炎时，肝活检是必不可少的检查之一。

以上我们介绍了跟肝脏有关的各项检查，从下一节开始进入“正题”——介绍各类肝炎的治疗方法。药物治疗肝炎，医生是关键，当然也需要患者自身对病情的正视和积极的配合，患者有必要多了解一些药物治疗方面的知识。各家医院的治疗方针以及设备等都有差异，患者所接受的治疗方案自然也会有差异，因此本书涉及一般的治疗方法和最先进的治疗方法两个方面。

药物治疗——慢性肝炎治疗的关键

慢性肝炎治疗的目标是什么

慢性肝炎能治愈吗？这是每一位慢性肝炎患者最为关心的问题。患急性肝炎时，病毒不断被清除，肝脏炎症逐渐消除，肝病痊愈。而且其中大部分的患者体内病毒能自动被免疫系统清除，不需要药物的辅助也能痊愈。但是慢性肝炎却不同，免疫细胞不能自发地清除病毒。而且同为慢性肝炎，乙肝和丙肝治疗目标也大不相同。

慢性乙肝患者的免疫力强于病毒复制能力时，会出现前面提到的HBe抗原血清转化现象，病毒的复制得到有效控制。尽管肝脏内仍然存在乙肝病毒，但是复制水平较低，血液中的病毒含量骤减，肝部炎症趋于平缓。乙肝病毒很难从肝脏内完全清除，因此持续的HBe抗原血清转化状态可以看作是乙肝的治疗目标。

和乙肝不同的是，丙肝不会出现类似的现象。只要有病毒存在，就会在一定程度上持续复制。丙肝病毒的完全清除只是丙肝治疗的理想目标，由于目前治疗方法和手段局限，丙肝患者的GOT、GPT指标正常，肝功能正常，就算是达到治疗的目标。

慢性乙肝、丙肝治疗目标

慢性肝炎治疗目标不同于急性肝炎，而且同为慢性肝炎，乙肝和丙肝的治疗目标也不尽相同

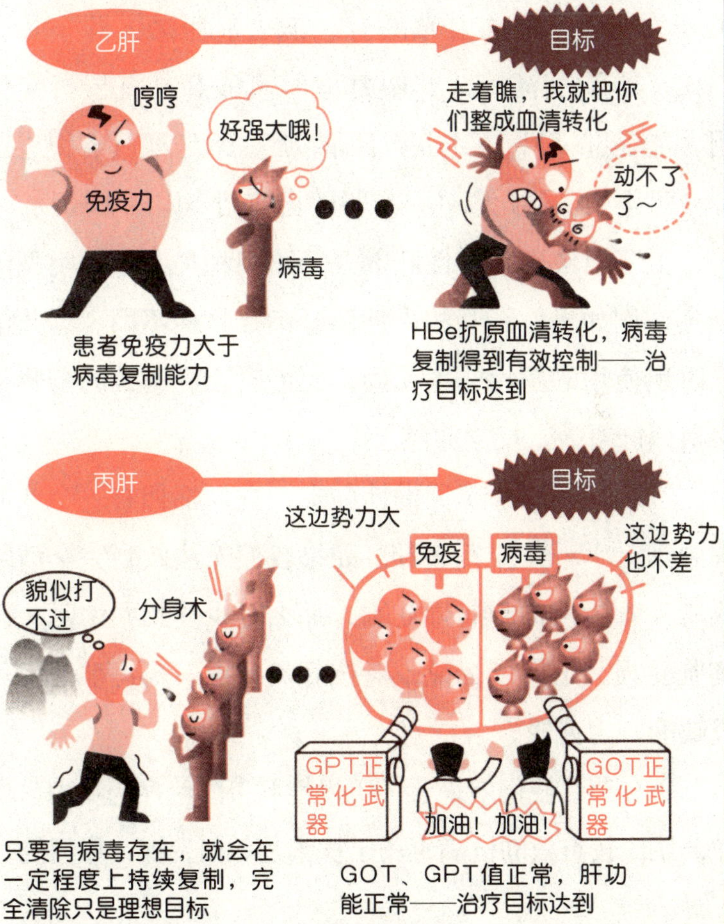

慢性肝炎的药物治疗

治疗慢性肝炎的药物大致分为两大类，第一类是用于抑制病毒复制的抗病毒药物，例如干扰素、拉米夫定、泛昔洛韦等；第二类是保护肝脏免遭损伤的保肝类药物，例如复方甘草酸苷、熊去氧胆酸、肝宁片、EPL、小柴胡汤等，其中复方甘草酸苷具有抗炎症作用，能促进GOT、GPT值下降；熊去氧胆酸具有促进胆汁分泌作用。除此以外，有时还会使用类固醇类药物。

上节中讲到，慢性肝炎分为不同种类、不同类型的肝炎，例如慢性乙肝和慢性丙肝治疗目标不同，因此治疗时所使用的药物亦不相同，可能对乙肝有效的药物未必对丙肝有效，反之亦然。

然后，不管是哪种慢性肝炎，它们都拥有一个共同的强劲对手——肝炎病毒。如果我们无法做到完全清除病毒、永久性抑制病毒复制，那么至少要想办法阻止肝细胞受损。不管怎么说，对抗肝炎病毒，药物都是不可或缺的有力武器。

下一节，我们就来看一下慢性肝炎的治疗药物中，现在公认比较有效的抗病毒药干扰素是如何发挥其作用的。

治疗慢性肝炎抗病毒药不可缺

用于治疗慢性肝炎的药物分为两大类

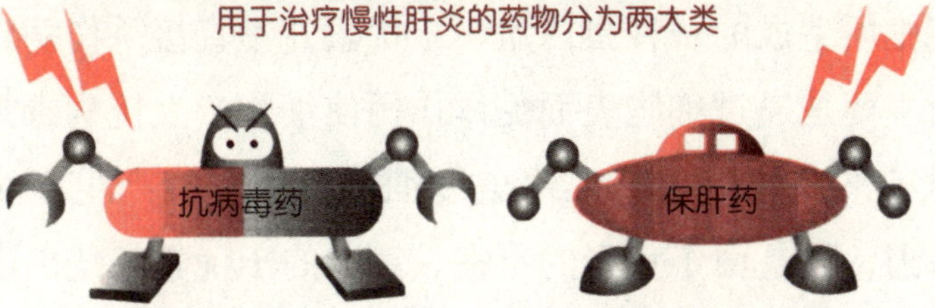

抑制病毒复制
干扰素
拉米夫定
泛昔洛韦等

保护肝脏不受损伤
复方甘草酸苷
熊去氧胆酸
肝宁片
EPL
小柴胡汤等

对抗肝炎病毒，以下三招不可少

1 2 3

清除病毒　　抑制病毒永久性复制　　阻止肝细胞损伤

治疗慢性肝炎，关键是抗病毒，因此抗病毒类药物不可缺少

干扰素——慢性肝炎治疗最有效的药物

干扰素是指在病毒的刺激下，受感染的细胞及淋巴细胞所生成的一种蛋白质，干扰素并不直接杀伤病毒，而主要是通过细胞表面受体作用使细胞产生抗病毒蛋白因子来发挥疗效。人体免疫细胞本身有能产生干扰素基因，但是由于病毒的存在，患者的干扰素系统出现紊乱，产生白细胞干扰素的能力明显降低，但是使用外源性的干扰素能激活这些干扰素基因，以达到抑制病毒复制的目的。肝内病毒复制时，健康细胞逐步被病毒细胞感染，干扰素既能激发受感染细胞产生干扰素基因来中断病毒感染，又能保护未感染细胞限制病毒扩散。这种治疗方法医学上称之为“干扰素疗法”。根据干扰素抗原特性和分子结构分成不同类型，以α、β等来表示。

但是干扰素只适用于慢性肝炎，因此治疗前，必须通过肝组织活检等检测方法来确定患者是否为慢性肝炎。此外，在前面的章节中讲到，丙肝病毒可能存在一些变异病毒，这种情况下，干扰素可能不能很好起效。

干扰素疗法也存在一定的副作用，且费用偏高。因此有的医生不建议无很好预期疗效的患者使用。但是，使用其他治疗方法无法阻止病情持续恶化时，使用干扰素能够对肝功能的稳定性起到一定的作用。

有效保护健康肝细胞的干扰素

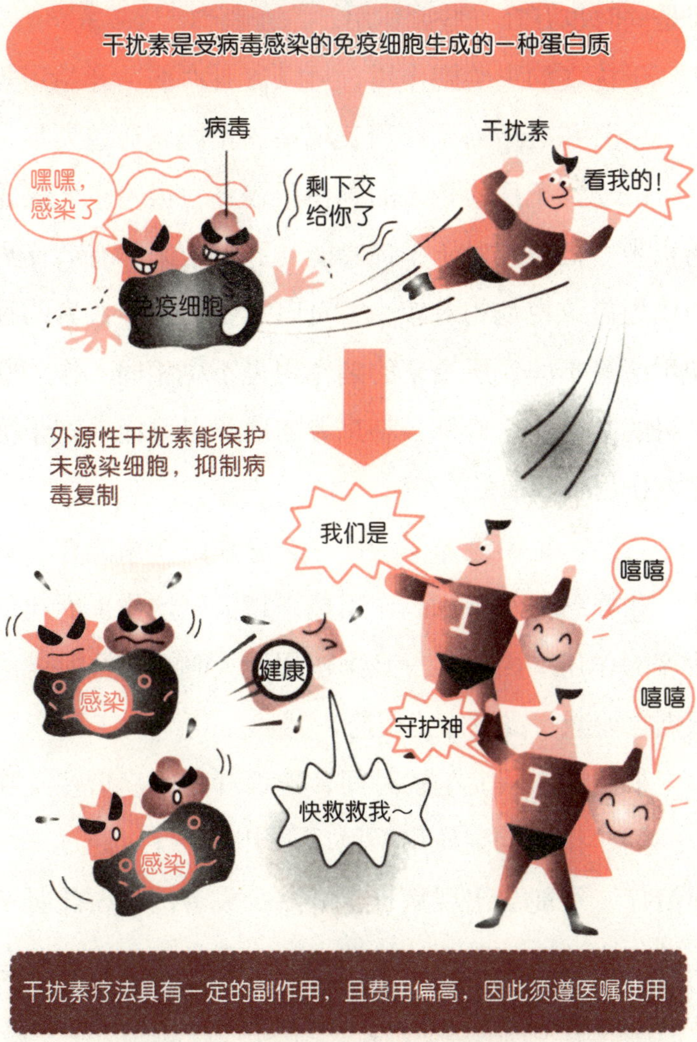

干扰素疗法具有一定的副作用，且费用偏高，因此须遵医嘱使用

干扰素的副作用

干扰素虽然对治疗慢性肝炎有着非常显著的效果，但是同时也存在一些副作用。

干扰素的主要副作用，可以参看右图。开始用药的第一个月和之后的副作用表现略有不同。通过列举，大家可以看到干扰素带来的副作用较多，很多患者因此望而止步。但是相对于干扰素能对肝炎带来的有效作用，副作用应该说是相对较小，可以忍受的。干扰素的种类和用法等不同，所带来的副作用也不尽相同。作为肝病专科的医生，一般都会替患者考虑，尽可能地把干扰素的副作用降到最低。

当然，也不能为了治疗完全忽视副作用的存在。患者一味强忍，殊不知副作用越来越大，这样反而起不到治疗的作用。因此，一旦副作用过大时，应及时就医，根据需要减少或者停止用药。

根据副作用发生的时间，建议开始治疗后住院观察2～4周，待初期副作用平稳后，出院治疗。经过一段时间治疗，可能会出现病毒含量减少或者消失，此时不宜立即停止治疗，因为治疗期间病毒暂时消失，但存在复发的可能性。

干扰素主要副作用

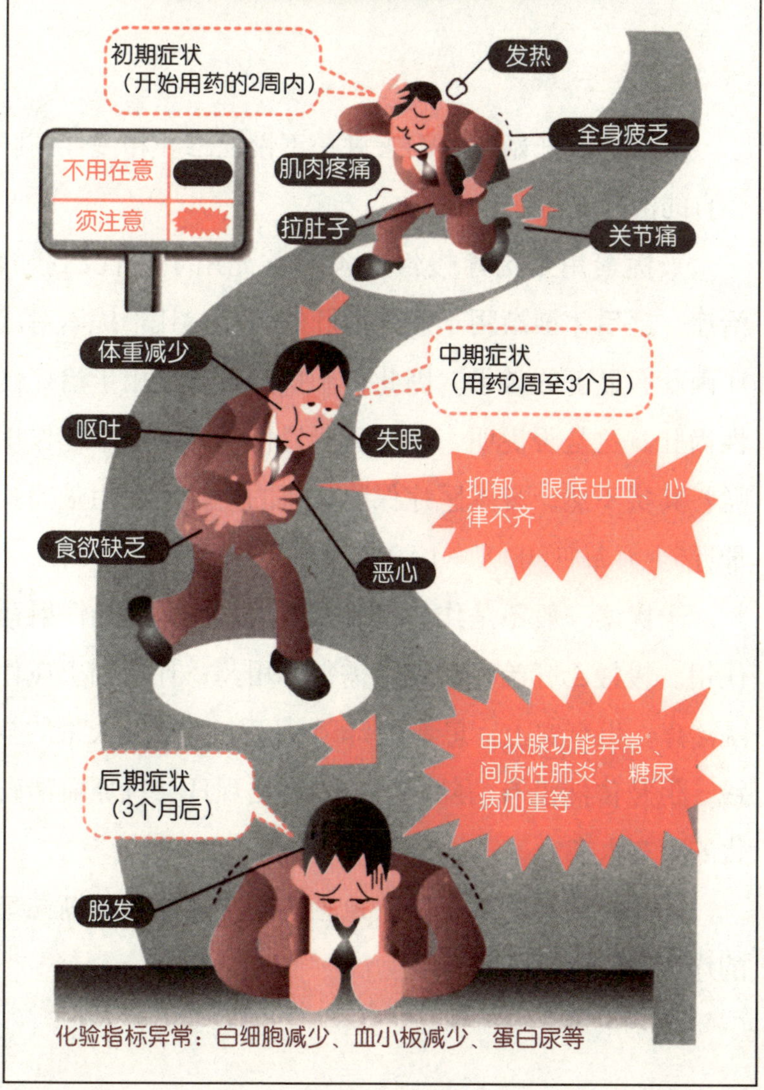

不用在意
须注意
初期症状
（开始用药的2周内）
发热
全身疲乏
肌肉疼痛
拉肚子
关节痛
体重减少
中期症状
（用药2周至3个月）
呕吐
失眠
抑郁、眼底出血、心律不齐
食欲缺乏
恶心
甲状腺功能异常*、间质性肺炎*、糖尿病加重等
后期症状
（3个月后）
脱发
化验指标异常：白细胞减少、血小板减少、蛋白尿等

慢性乙肝的最新治疗法

◆ 干扰素疗法治疗慢性乙肝

从这一节开始，我们来讲一下慢性乙肝和慢性丙肝各自的治疗方法。

干扰素用来治疗慢性肝炎，首先用于慢性乙肝的治疗，之后才渐渐用于慢性丙肝的治疗，且干扰素对治疗丙肝有显著的效果。因此，干扰素更多地用于治疗慢性丙肝。这是否说明，干扰素对慢性乙肝治疗不起作用呢？其实不然。日本医疗保险认可的干扰素使用量为：最近6个月每日300万～1 800万单位。

干扰素一般不是作为口服药使用，而是作为注射药使用。慢性乙肝治疗初期，需每日用药，且原则上应住院治疗。但事实上，患者用药6个月后，花费了大量的金钱，但是依然没有清除病毒也没有出现HBe抗原血清转化的大有人在。

因此，经过临床试验，单独的干扰素疗法逐渐被新的疗法所取代。

干扰素疗法初期需每日注射

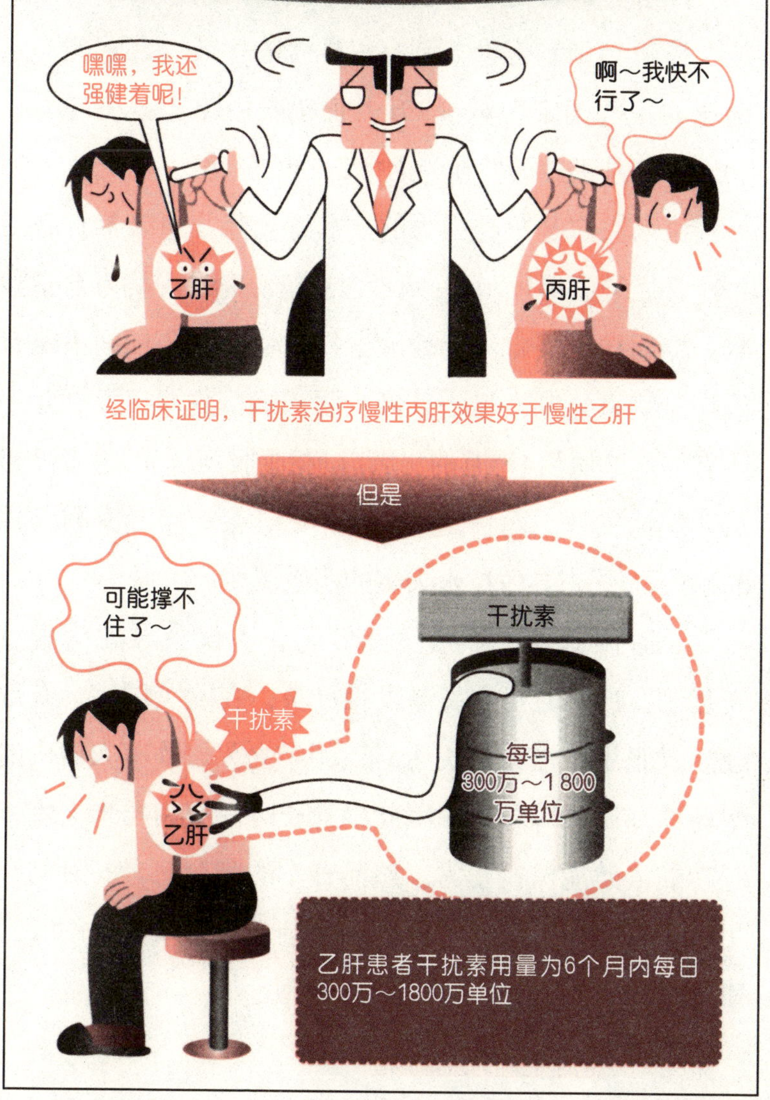

拉米夫定——强力抗病毒药

拉米夫定起初用于治疗艾滋病，后用于治疗慢性乙肝，该药对抑制病毒复制有很显著的疗效。在欧美、东南亚的一些国家，至少3万人正在服用此药；在日本，2011年11月正式被批准为治疗乙肝的药物。

拉米夫定是一种强力的抗病毒药物。患者每日服用一次，连续服用1个月，病毒含量检测时发现病毒含量骤减。然而拉米夫定的功效缺乏持久性，服药期间虽能有效抑制病毒复制，但一旦停止服药病情立即反弹。几乎所有的连续服用4个月的患者以及8成服药1年的患者停药后，病情反弹。而且，用药半年后，会产生具有耐药性的耐药毒株*，导致拉米夫定的药效减弱。

长时间服药，然后突然停药，不仅会导致病毒重新复制，严重时可引发暴发性肝炎。在欧美国家，有部分患者服用拉米夫定长达5年、6年之久，欧美人体内的耐药株复制相对较弱，因此尽管长时间服用拉米夫定，肝功能依然能保持正常。然而日本的部分患者长时间服用时，反而病情恶化。因此，尽量避免拉米夫定的长期使用。

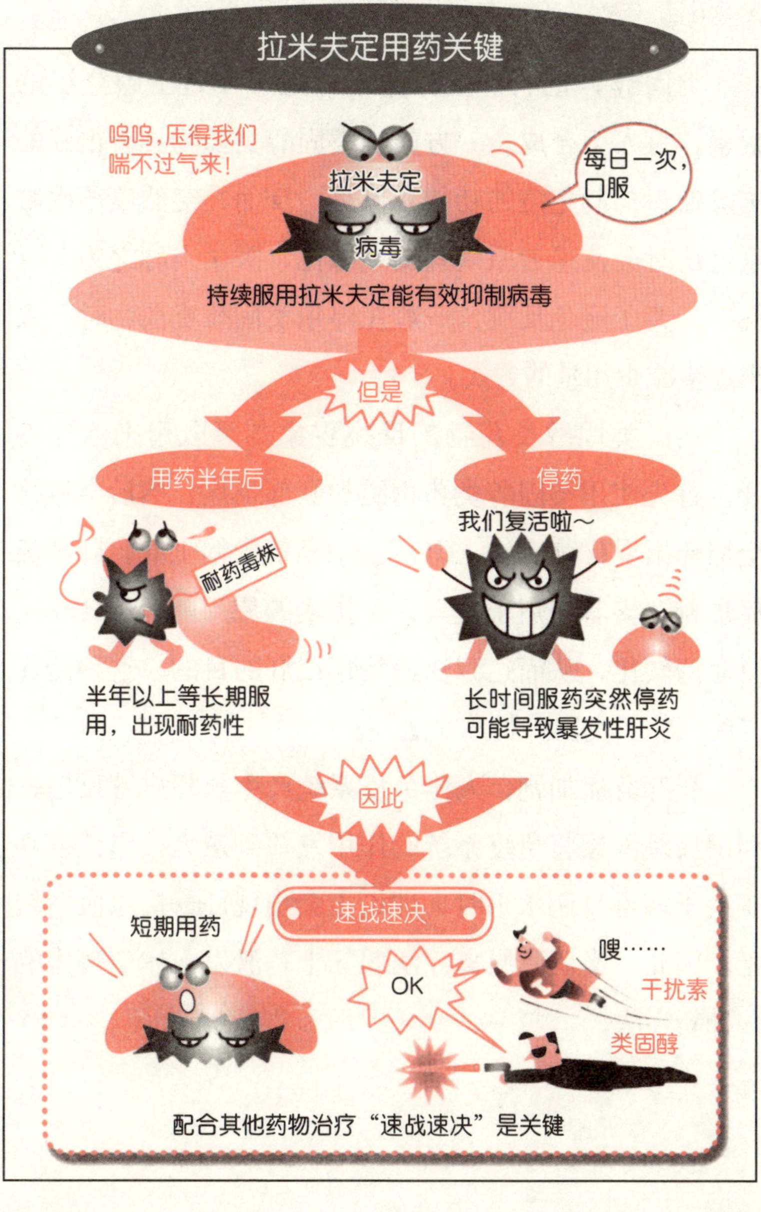
拉米夫定用药关键
呜呜，压得我们喘不过气来！
拉米夫定
病毒
每日一次，口服
持续服用拉米夫定能有效抑制病毒
但是
用药半年后
停药
耐药毒株
我们复活啦～
半年以上等长期服用，出现耐药性
长时间服药突然停药可能导致暴发性肝炎
因此
速战速决
短期用药
OK
嗖……
干扰素
类固醇
配合其他药物治疗“速战速决”是关键

引诱“反跳”，快速抑制病毒复制

类固醇，也叫肾上腺激素，是人体肾上腺分泌的激素，可人工合成。一方面，类固醇类药物具有很强的抗炎症、抑制免疫的功能，但另一反面，突然停药或减量过快时会使患者原病复发或恶化，医学上称之为“反跳”。为了避免反跳，一般在停用类固醇类药物时，采用逐步减少用量的方式。

然而类固醇类药物的反跳现象却可以用来治疗乙肝。首先使用类固醇类药物缓和肝部炎症，然后突然终止用药出现反跳现象，GOT、GPT值大幅上升，肝部炎症加剧。接着使用干扰素，干扰素的使用能引起HBe抗原血清转化，从而达到快速治疗乙肝的目的。这种治疗方法叫作“类固醇脱离疗法”。

肝部炎症加剧，人体免疫系统产生强烈应答反应，利用反跳现象将免疫系统的作用发挥到最大，当免疫功能大于病毒复制水平时，理论上会出现HBe抗原血清转化。因此，类固醇脱离疗法实际上是激发人体免疫力的一种新疗法。

何为"类固醇脱离疗法"

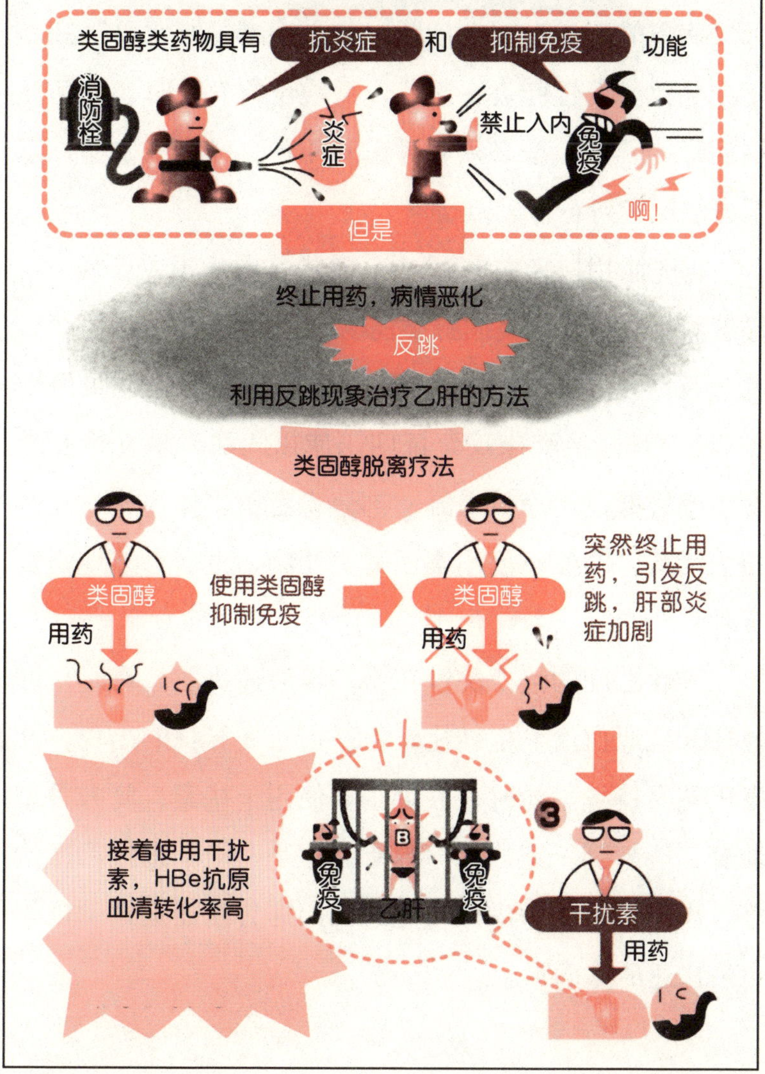
类固醇类药物具有
抗炎症
和
抑制免疫
功能
消防栓
炎症
禁止入内
免疫
啊！
但是
终止用药，病情恶化
反跳
利用反跳现象治疗乙肝的方法
类固醇脱离疗法
类固醇
用药
使用类固醇抑制免疫
类固醇
用药
突然终止用药，引发反跳，肝部炎症加剧
3
干扰素
用药
免疫
B
乙肝
免疫
接着使用干扰素，HBe抗原血清转化率高

治疗慢性乙肝“速战速决”是关键

突然停止使用抑制免疫类药物，激发细胞免疫的同时，病毒的复制也随之活跃。如果病毒复制水平过高，便会导致暴发性肝炎。因此，反跳现象发生时，如何控制病毒的“量”是必须要考虑的问题。经临床证明，以下方法比较可行：

首先服用拉米夫定3个月，患者体内病毒大量减少；接着服用泼尼松（类固醇类药物的一种）1个月后停药，发生反跳现象；之后继续服用拉米夫定，同时服用干扰素2个月。经临床反复证明，使用此法，暴发性肝炎发生率极低，治疗效果好。部分患者由于体内病毒复制相当活跃，即使不使用类固醇类药物，也会自然地引发反跳。

慢性乙肝的治疗关键在于“速战速决”。有时，即使HBe抗原血清发生转化，但是由于变异株的出现，肝炎仍然会持续。此时，长期结合使用干扰素、复方甘草酸苷，能起到一定的治疗效果。但是，对于慢性乙肝治疗，出于多方面考虑比较理想的治疗方法还是调动机体免疫快速清除病毒。

避免暴发性肝炎的用药法

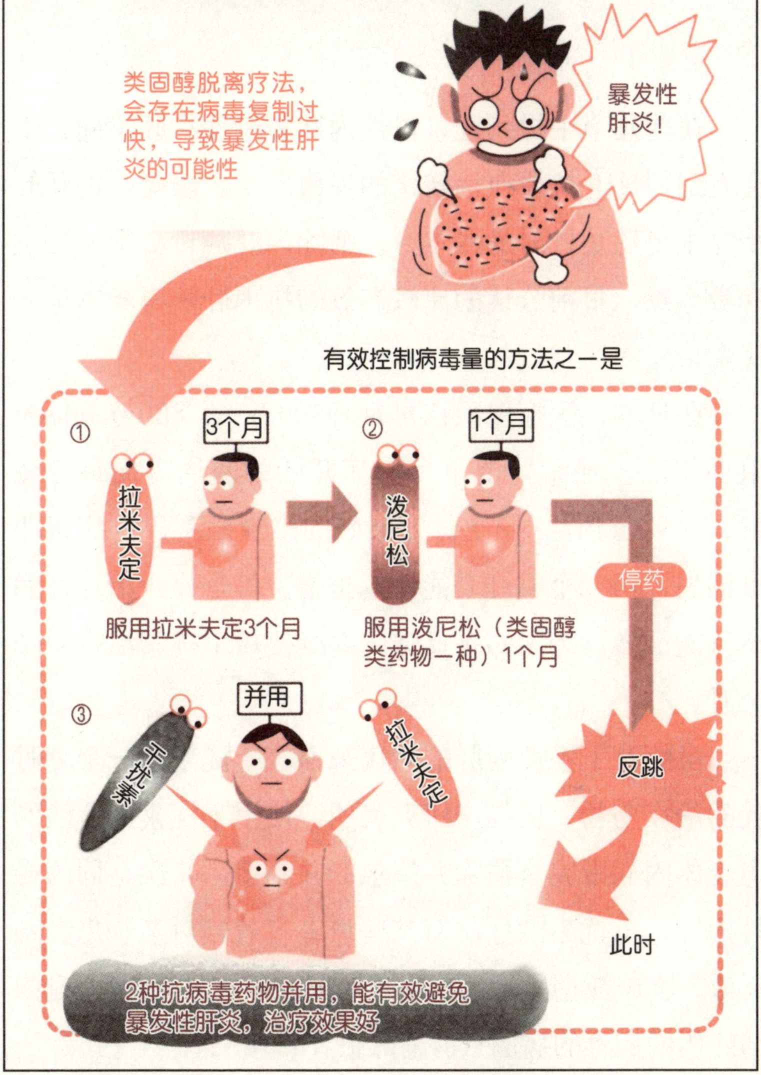

慢性丙肝的最新疗法

慢性丙肝的干扰素疗法

在前几节中提到过，慢性丙肝和慢性乙肝不同，不会有类似HBe抗原血清转化的现象发生。因此，丙肝的治疗主要还是针对病毒本身。清除丙肝病毒必须使用抗病毒药物，目前公认的比较有效的抗丙肝病毒药物是干扰素。

在日本，医疗保险认可每日300万～1 800万单位无限期用药。通常情况下，治疗开始的两周内需每日注射，之后每周注射3次。效果好的患者，两周内病毒即可消失，1～2个月肝功能恢复正常。但是停止治疗，病情可能反弹。为了防止反弹，继续使用干扰素治疗4～6个月。

虽然对于慢性丙肝的治疗来说，干扰素是一个划时代的治疗药物。但临床研究表明，使用干扰素治疗法的患者体内病毒完全清除并痊愈的并不多。其次，同为慢性丙肝，干扰素治疗法对某些患者有效，对某些患者却无效。临床数据显示，使用干扰素治疗法，能在6个月内清除体内病毒的病例只占全部患者的30%。

干扰素治疗慢性丙肝

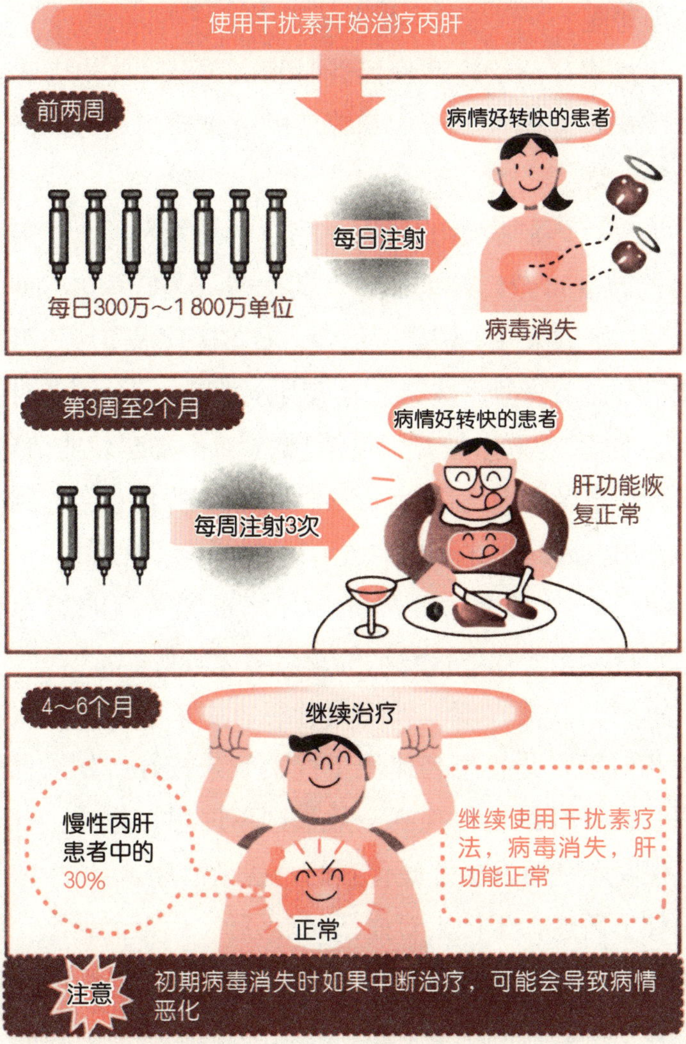

注意 初期病毒消失时如果中断治疗，可能会导致病情恶化

干扰素疗法的效果

哪些患者使用干扰素疗法效果好，哪些患者的疗效却不理想呢?

干扰素疗法治疗慢性丙肝时到底适合哪些患者呢?经过临床反复实践，干扰素疗法的效果受到三方面因素的制约：

第一，丙肝病毒的基因类型（详见第84页），实践证明，2a（Ⅲ型）效果最好，其次是2b（Ⅳ型），而1b（Ⅱ型）则效果并不理想。然而，日本医疗保险所认可的分型只有血清分型，按照之前基因分型和血清分型的对应关系，血清2型效果较好，血清1型效果不理想。血清1型中，如果患者体内病毒含量不高，干扰素疗法也会起到一定的作用，因此并非所有的血清1型效果均不理想。

第二，血液中病毒含量。与病毒含量高的患者相比，干扰素用于病毒含量低的患者效果较好。

第三，肝炎程度。慢性丙肝患者如果患病时间短，肝炎相对轻，此类患者使用干扰素效果较好；如果患病时间长，肝纤维化程度高，效果则不理想。此外，日本医疗保险不认可发生肝硬化后的干扰素治疗。

综上所述，干扰素对血清1型丙肝、病毒含量高、肝纤维化的患者效果不大，不幸的是，日本的慢性丙肝患者中几乎半数人都属于上述三种状况。

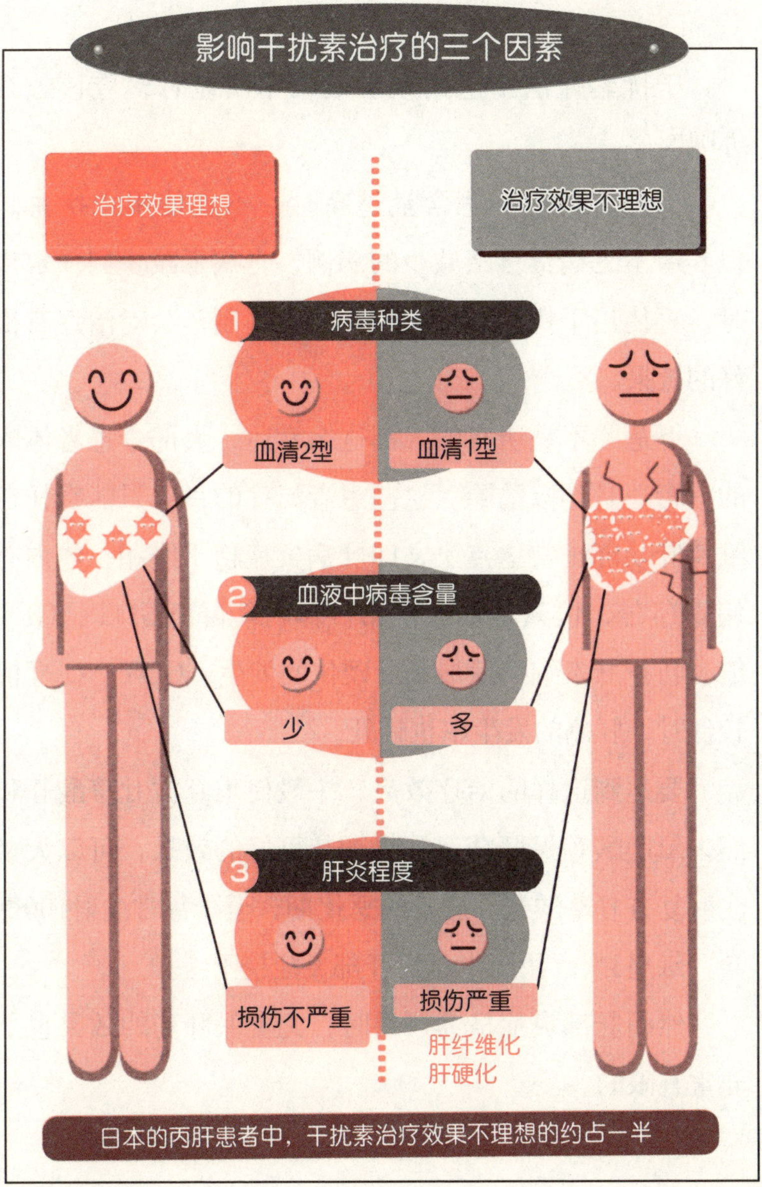
影响干扰素治疗的三个因素
治疗效果理想
治疗效果不理想
1 病毒种类
血清2型
血清1型
2 血液中病毒含量
少
多
3 肝炎程度
损伤不严重
损伤严重
肝纤维化
肝硬化
日本的丙肝患者中，干扰素治疗效果不理想的约占一半

干扰素疗法不起作用怎么办

干扰素疗法不适用或者效果不明显时，应该怎么办呢?

当患者体内病毒含量过高时，不宜使用干扰素。但其中不乏病毒自然减少的病例，当病毒减少到一定量时，再使用干扰素，快速抑制病毒复制，会对治疗有很好的效果。

但是并不是所有的人都这么幸运，大部分患者体内的病毒还是难以清除。这些患者治疗的目标只能寄托在维持肝功能正常这点上，即肝病炎症趋于缓和，体内有病毒存在，但只是慢性携带。尽可能降低GOT、GPT值，防止肝炎继续发展和肝硬化的发生。GOT、GPT值较低时，肝癌的发生率也较低。

要达到这样的治疗效果，一般使用复方甘草酸苷和熊去氧胆酸等保肝药。如果期待更好的效果，可以大量注射复方甘草酸苷。肝炎的恶化期，至少每日注射100毫升，每周3次，用药半年后肝部炎症趋于缓和。

然而肝部炎症极为严重时，此类保肝药的效果也是非常有限的。

干扰素疗法无效时治疗目标有两个

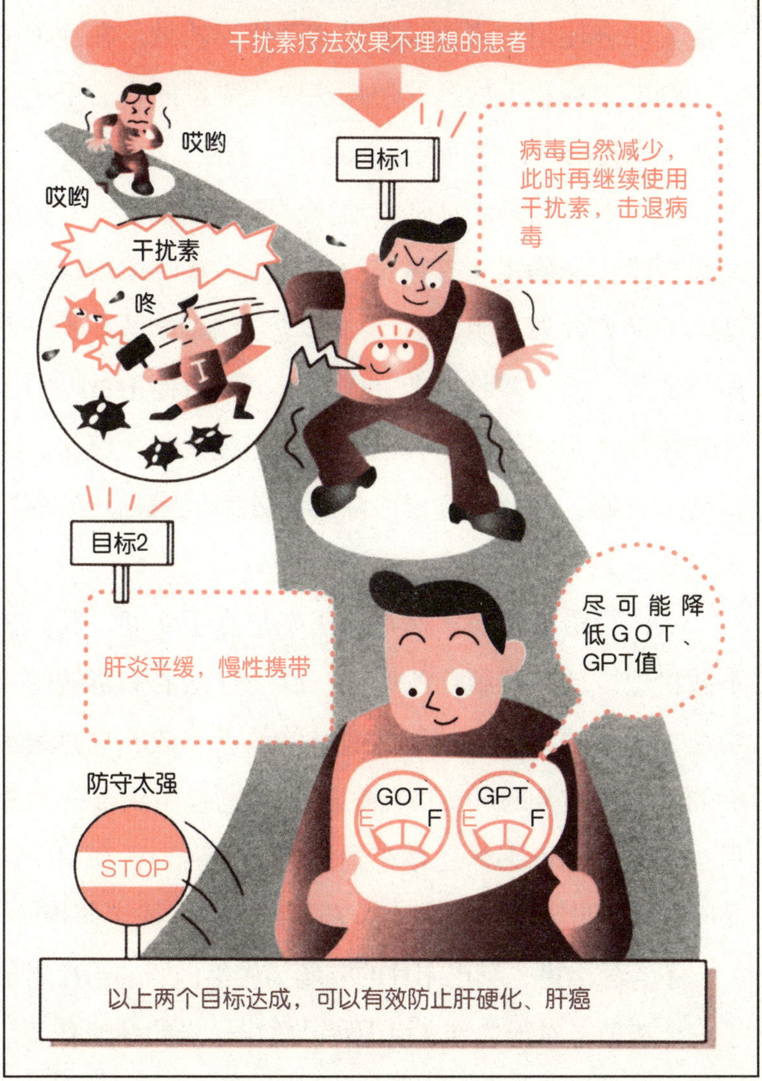

利巴韦林——提高干扰素药效

利巴韦林是30年前由美国研发的口服抗病毒药，和干扰素联合使用，可大幅度提高干扰素药效。在欧美国家，利巴韦林和干扰素并用疗法取代先前的单一干扰素疗法，成为治疗慢性丙肝的标准治疗方法。

在日本，利巴韦林临床治疗试验已经完成，并证明使用利巴韦林确实具有很好的疗效。本次临床治疗试验是以干扰素效果不明显的1b（Ⅱ型）病毒含量高的患者作为试验对象，并将患者分成两组，一组使用单一的干扰素疗法，另一组使用利巴韦林、干扰素联合疗法。试验结果表明：单一干扰素疗法的有效率（病毒转阴率）为2.3%，联合疗法的有效率接近20%。

从试验结果来看，病毒转阴率是高还是低，我们先不做讨论。比较两组疗法本身，联合疗法的病毒转阴率约是单一疗法的10倍。不过遗憾的是，有效的也只是其中的20%，剩余的80%联合疗法似乎也起不到很好的作用。此外，利巴韦林还存在副作用，突出表现在引发溶血问题，因此对于贫血患者，药量必须酌减或者停用。

不管怎么说，利巴韦林的登场为慢性丙肝的治疗增加了一个选项，对于患者来说无疑是雪中送炭的好消息。

新型干扰素的登场

近年来，人们开始关注一种不同于传统干扰素的新型干扰素。

聚乙二醇干扰素（PEG干扰素）是新型干扰素之一，它是干扰素分子交联一个无活性、无毒性的聚乙二醇分子，从而延缓了干扰素注射后吸收和清除的速度，使其半衰期延长。普通干扰素需要每日注射，使用这种干扰素后，只要每周注射一次即可维持有效的血药浓度。在美国，经过临床实践证明，PEG干扰素和利巴韦林联合治疗慢性丙肝，病毒转阴率大幅度提升。在日本，联合治疗试验也即将完成。

最近，国际上又认可了一种新的干扰素——“重组复合干扰素”。特定的干扰素，氨基酸组成不同时，可分为不同的亚型。重组复合干扰素是将不同亚型的干扰素中频度高的成分取出，进行重组。在日本，临床试验表明，重组复合干扰素比普通干扰素更有效，且副作用相对较小。

环孢菌素的抗病毒功能

环孢菌素是常用于器官移植抗排斥反应的强效免疫抑制药物。本书编者尝试将环孢菌素用于单独干扰素疗法无明显效果的患者，将环孢菌素和干扰素联合使用，按照以下用药方法，取得了较好的治疗效果。

第1个月使用β干扰素，每日早、晚各1次；第2、第3个月，使用α干扰素，每周3次；第4个月，继续使用β干扰素，每日2次；接下来使用α干扰素直至病毒清除。整个用药期间，每日配合使用环孢菌素。

以用药6个月为限，57%的患者病毒完全清除，78%的患者GOT、GPT值恢复正常。美国也对该疗法进行临床试验，美国肝脏学会发表声明，与PEG干扰素和利巴韦林联合疗法相比，环孢菌素、干扰素联合疗法的治疗效果更值得期待。

但是，为什么使用环孢菌素、干扰素联合疗法更容易清除丙肝病毒呢？目前医学界尚无明确解释。有的专家指出，可能是因为环孢菌素不仅仅是免疫抑制药物，更为重要的是抑制了细胞内病毒的复制。

此外，医学界正在研制将环孢菌素中抑制免疫的成分提出的新药，这种新的药物不仅为治愈艾滋病带来新的希望，而且作为新兴抗病毒药物也有很好的效果，目前相关的临床试验正在进行中。

强力抗病毒联合疗法

干扰素疗法效果不佳时，使用
以下疗法可提高疗效

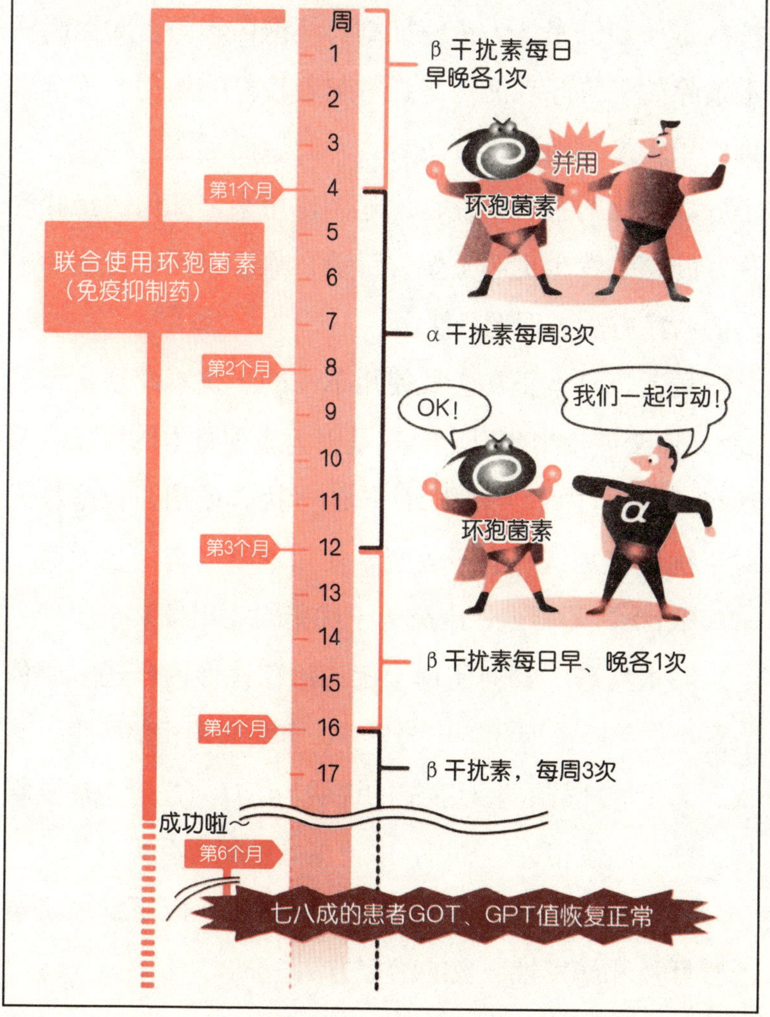

联合疗法治疗慢性丙肝效果佳

以上介绍了慢性丙肝的各种治疗方法。实践也证明，单一的干扰素疗法有其局限性，但是联合使用口服抗病毒药利巴韦林、免疫抑制药环孢菌素等，对提高病毒清除效果、肝功能恢复正常起着较好的作用。干扰素副作用较多，因此很多患者会对此敬而远之。但是，对于肝炎恶化的患者来说，比起副作用来，如何防止肝硬化、肝癌的发生更为重要。目前，除了采用干扰素为中心的治疗方法外别无他法。

最近，日本正在尝试使用单一的干扰素疗法：每日2次，连续使用半年以上。这是因为先前日本医疗保险只认可“6个月内”“仅限1次”的干扰素使用，但是最近对干扰素使用认可有所改变，使用期限放宽，且撤销了“仅限1次”的规定，因此为干扰素的使用带来了便利。

归根结底，如何使用干扰素治疗慢性丙肝还需要依靠医生的判断。因此，作为患者，首先必须相信医生；其次，为了能理解医生对病情的说明与治疗，患者也需要掌握一些与病情相关的知识，以便更好地配合医生。

慢性肝炎的治疗方法先讲解到这里，以下继续讲解急性肝炎和暴发性肝炎的治疗方法。

联合疗法治疗慢性丙肝

治疗慢性丙肝，传统的单一干扰素疗法有一定的局限，干扰素和利巴韦林或环孢菌素等联合疗法能大大提高治疗效果

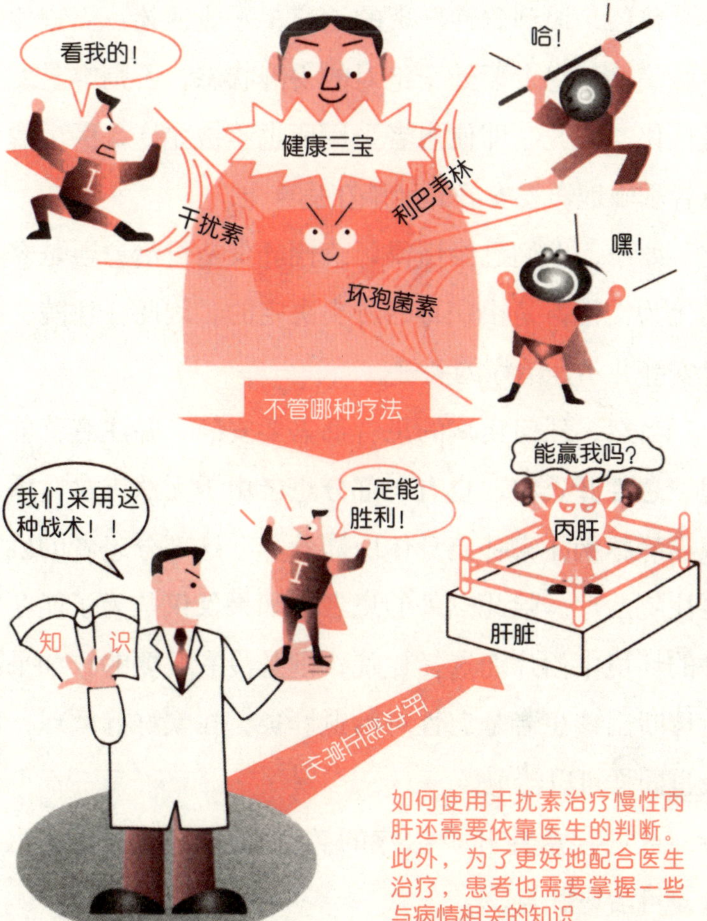

如何使用干扰素治疗慢性丙肝还需要依靠医生的判断。此外，为了更好地配合医生治疗，患者也需要掌握一些与病情相关的知识

急性暴发性肝炎的最新治疗方法

住院治疗、安静并非必要

曾经，谈到急性肝炎的治疗，一般认为：立刻住院静脉滴注；患者要处于绝对的安静状态，否则容易发生慢性化。因此，即使患者上厕所也不被允许，医生建议患者乖乖地、安安静静地躺在病床上。

如今，人们已经懂得，急性肝炎是可治愈还是容易转化为慢性，是由病毒的种类决定的。因此，住院、绝对安静并不是治疗的关键。

当然，任何疾病的患者都需要安静，并注意营养调理。急性肝炎中，也有一部分患者由于无法进食，需要依靠静脉滴注来补充身体所需营养，这部分患者的确需要住院治疗。除此以外的患者，如果仅仅是为了能在安静的环境中治疗而选择住院，则是没有必要的。如果医生诊断出该患者是急性可治愈肝炎，在家好好调理，肝炎也同样可以治愈。

可见，急性肝炎治疗的关键在于诊断：是否为急性、可治愈肝炎。

急性肝炎治疗的关键

曾经，急性肝炎的一般治疗方法为：立刻住院静脉滴注

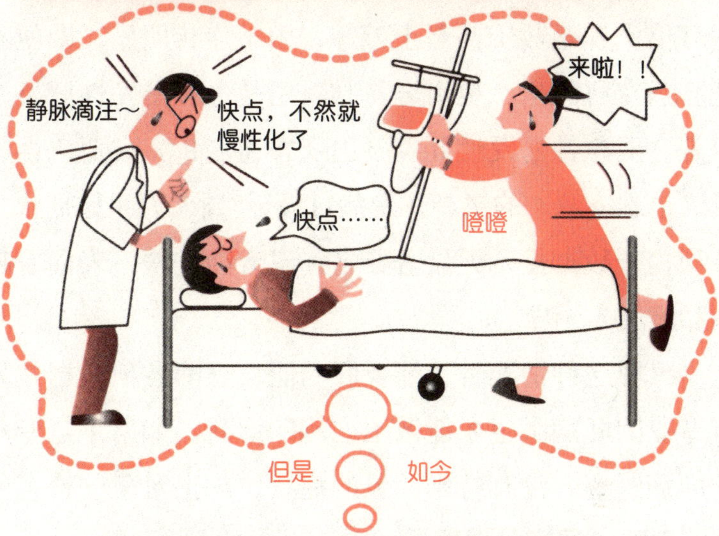

人们已经懂得，急性肝炎是可治愈还是容易慢性化，是由病毒的种类决定的。因此，静养并不是治疗的关键

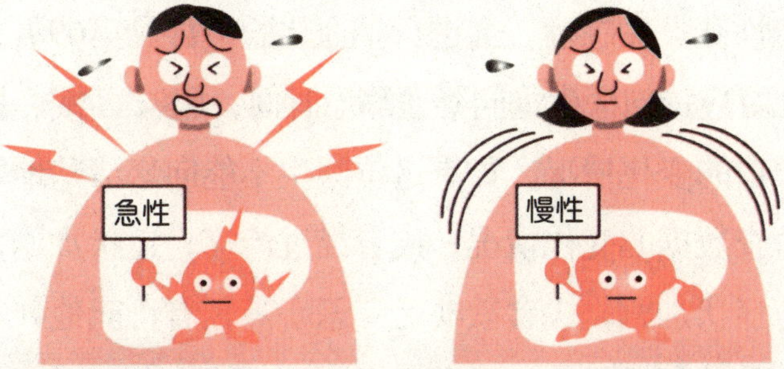

急性肝炎，诊断是关键

急性暴发性肝炎的鉴别与诊断

诊断急性肝炎时，很重要的一点是鉴别急性暴发性肝炎和亚急性暴发性肝炎。发生突发性高热，GOT、GPT值上升至数千甚至上万等，由于症状明显，即便不是肝病专科医生，也很容易判断出是急性暴发性肝炎。但是，亚急性暴发性肝炎（出现昏迷症状）或亚急性肝炎（很难痊愈）的患者，发病11天至8周，无明显症状，各项检查数据显示无显著异常，患者能进食，表面看起来和健康人无异。

出现这种情况时，结合肝功能检查的各项数据，只有专业的肝病医生才能做出准确的诊断。如果不是专业的肝病医生，没有特别明显的症状，加上对某些检查数据的忽略，很容易误诊。

如何判断您的主治医生是否专业呢？这里我们建议，当患急性肝炎住院后，会进行抽血化验（详见第69页），患者此时应该向医生询问凝血酶原时间、胆碱酯酶*、胆红素及蛋白的变化情况。如果这位医生不能向您清楚地解释各项检查数据的变化情况，或者经过治疗，症状加剧，例如黄疸症状加剧，或食欲缺乏、恶心等，有可能他并不是一位专业的肝病医生。此时，建议按照第2章中所介绍的方法，重新寻找值得信赖的医院和医生继续治疗。

鉴别急性和亚急性暴发性肝炎

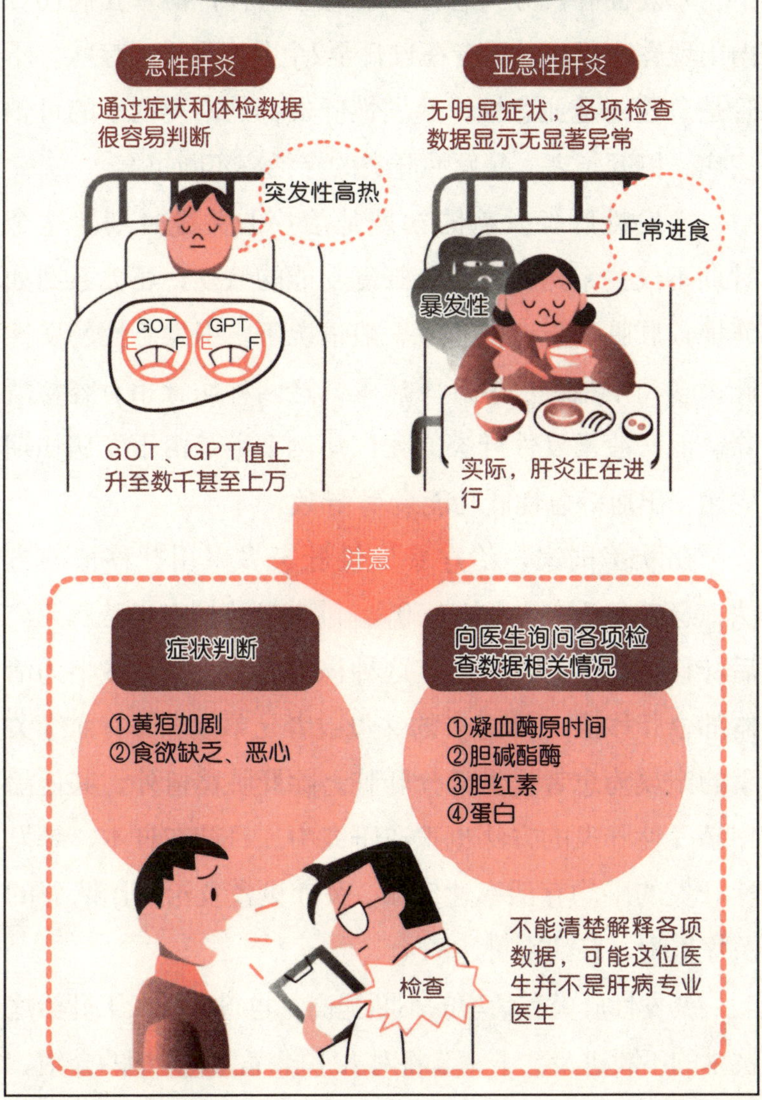

急性暴发性肝炎存活率上升至80%

暴发性肝炎分为急性和亚急性两种，前者发病10日内出现昏迷症状，后者在11日至2个月出现昏迷症状。不管是急性还是亚急性，暴发性肝炎都是高死亡率的可怕疾病。但近年来，暴发性肝炎的存活率不断提高。

暴发性肝炎发病的初期是治疗的关键时期。这个时期不仅关系到肝脏自我修复功能的恢复，还关系到如何挽救肝脏和患者生命。一般情况下，引发急性暴发性肝炎多为甲型和乙型肝炎病毒，这两种病毒相对容易清除。而一般暴发性肝炎的死亡病例多半是由于发病初期昏迷、出血等急性肝功能衰竭*导致。

在欧美国家，治疗暴发性肝炎多采用肝移植的方法，患者存活率达60%～70%。欧美肝移植多半是脑死亡后肝移植，但是在日本，这种移植病例较少，多半为活体部分肝移植*，即患者的父母或者兄弟姐妹等有血缘关系的亲属为患者提供部分肝脏。除肝脏移植外，其他治疗暴发性肝炎的方法也正在研究中。目前在日本，暴发性肝炎的平均存活率达50%，医疗设备及治疗团队好的医疗机构，存活率可达80%。

暴发性肝炎存活率的不断提高，也得益于人工肝治疗技术的不断进步。下一节将对人工肝疗法做详细的介绍。

急性暴发性肝炎发病初期是治疗关键

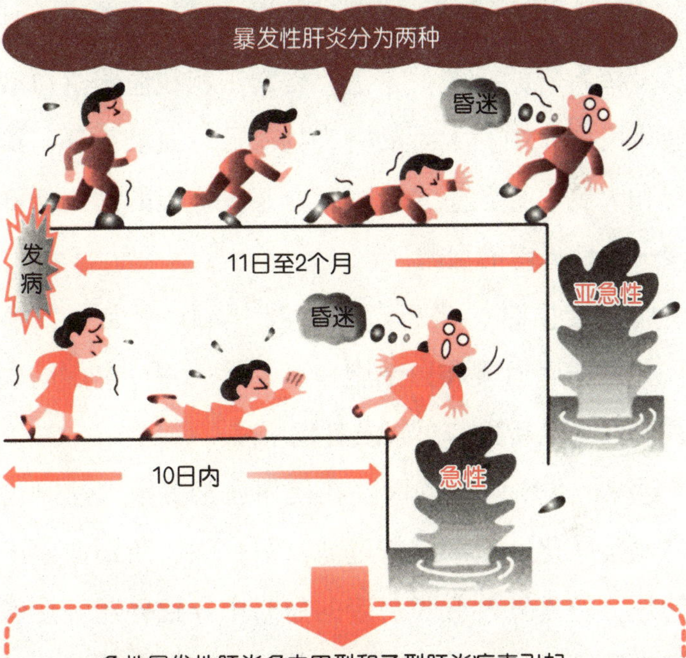

急性暴发性肝炎多由甲型和乙型肝炎病毒引起，这两种病毒都相对容易清除

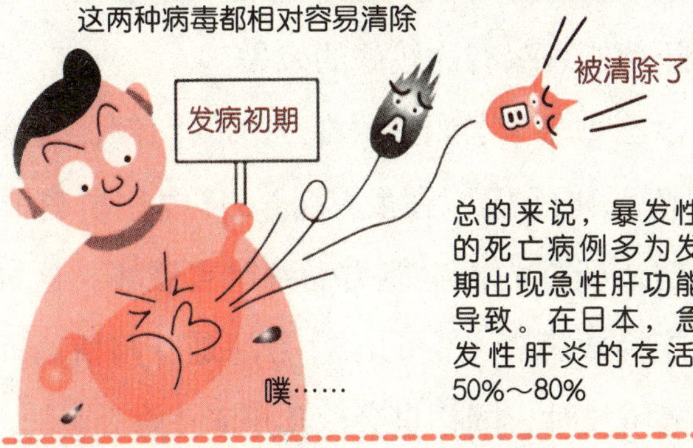

总的来说，暴发性肝炎的死亡病例多为发病初期出现急性肝功能衰竭导致。在日本，急性暴发性肝炎的存活率达50%～80%

血浆置换、血浆净化联合疗法治疗肝功能衰竭

以前说到“人工肝”治疗，指的就是血浆置换疗法。暴发性肝炎发作时，肝功能严重低下，自然肝脏也无法发挥解毒的功能。于是，毒素囤积在血浆（血液中的液体成分）中，大量的有害物质通过血液循环，流遍全身和大脑，导致患者死亡。血浆置换指的是用新鲜的血浆来代替患者的血浆。

血浆置换时，将患者的血液引入一个血浆置换装置，并迅速将血浆和血细胞分离，然后将分离出的血浆弃去，代之以新鲜的血浆或者代用品。

近来，80%以上的医院在使用血浆置换疗法时，兼用“血浆净化（血液透析过滤）”疗法。所谓血浆净化指的是，将暴发性肝炎患者的血浆中导致昏迷等症状的有害物质剔除。血浆净化与血浆置换相结合的疗法，对抑制急性肝功能衰竭有比较好的效果。

然而，乙型暴发性肝炎中有20%的病例，发病异常迅速，病情恶化迅猛，在发病2～3日内，所有肝细胞均遭到损伤，肝脏的再生能力受到严重破坏。这种情况下，唯一能挽救患者生命的治疗方法是肝移植。而且，一旦肝移植不及时，同样也会危及患者生命。

血浆置换与血浆净化疗法治疗急性暴发性肝炎

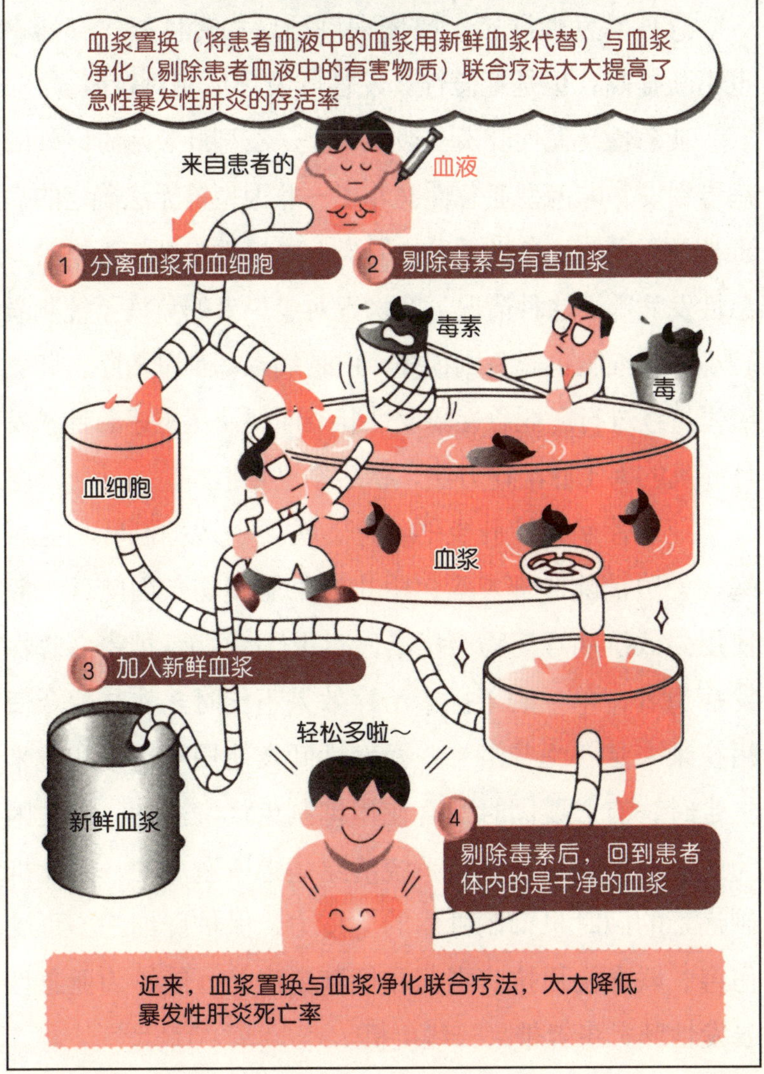

联合使用抗病毒药和抑制免疫药治疗亚急性暴发性肝炎

急性暴发性肝炎，整体来讲预后相对良好，存活率也不断提高，但是亚急性暴发性肝炎预后相对较差。

亚急性暴发性肝炎一般由甲型、乙型肝炎病毒以外的病毒引发，即丙型亚急性、非甲~非丙型等无法确定的病毒类型引发的亚急性暴发性肝炎，或慢性乙肝病毒携带者急性发病等。这种情况下的病毒对于患者的免疫系统刺激较小，肝细胞也非急剧损坏，但是病毒却难以清除，肝炎缓慢持续进行。亚急性暴发性肝炎即便使用上述急性暴发性肝炎的人工肝治疗方法，存活率也并不高。

亚急性暴发性肝炎的治疗，需要一边抑制肝功能衰竭，一边消除肝部炎症，阻止肝细胞损伤。因此，一般使用强效抗病毒药物干扰素。对于HBV病毒携带者急性发病患者，单一的干扰素治疗效果不佳时，往往配合使用拉米夫定、泛昔洛韦。暴发性肝炎使用干扰素和拉米夫定时，有必要同时配合使用抑制免疫类药物。这是因为此时肝炎是由于免疫系统清除病毒所造成的，因此抑制病毒的同时也抑制机体的免疫力，保护肝细胞不再受伤害。联合使用抗病毒药和抑制免疫药，能够为亚急性暴发性肝炎患者带来一线生机。

“亚急性”暴发性肝炎的救命法宝

亚急性暴发性肝炎的特点是：病毒对免疫的刺激较小，肝细胞持续缓慢损伤

原因有3个

1. 丙型急性肝炎
2. 非甲～非丙型急性肝炎
3. HBV携带者急性发病

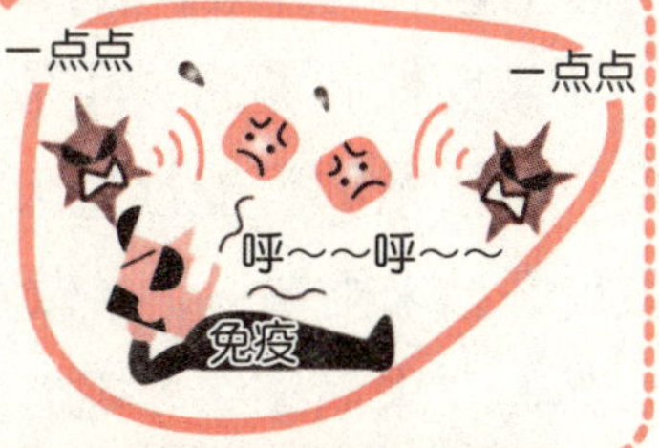

联合使用抗病毒药和抑制免疫药治疗亚急性暴发性肝炎

抗病毒类药物

丙型亚急性暴发性肝炎、非甲～非丙型亚急性暴发性肝炎 → 干扰素

HBV携带者暴发性肝炎

↓

干扰素+拉米夫定、泛昔洛韦

＋

抑制免疫类药物

免疫和病毒交战，导致肝细胞损伤

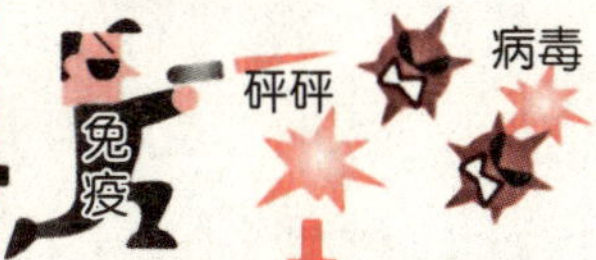

↓

抑制免疫力，使肝细胞免遭破坏

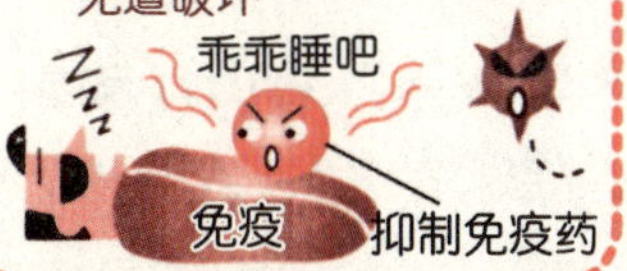

"未雨绸缪"早治疗

随着医疗水平的提高，暴发性肝炎的治愈率逐步提高。即便如此，如果等到肝细胞完全被破坏的阶段才开始治疗，已为时晚矣。这是因为，此时治疗需要兼顾阻止肝衰竭，同时还须抗病毒，此外还需要抑制患者自身的免疫力，三头并进，自然"力不从心"！

和暴发性肝炎的"斗争"就是和时间的竞争。早一天治疗，治愈的可能性也大一些。这就要求在急性肝炎阶段就开始未雨绸缪，早做对抗暴发性肝炎的准备。

如何"未雨绸缪"呢？主要是从肝部体检的数据来判断，常用来诊断的指标为凝血酶原活动度（PTA）。急性肝炎初期，PTA值低于70%，说明可能会发生暴发性肝炎；PTA值低于50%时需要警惕；PTA值低于40%，说明暴发性肝炎可能性很大。按照日本暴发性肝炎的诊断基准，PTA值低于40%，但无昏迷症状时，一般不诊断为暴发性肝炎。然而，编者进行了统计，肝细胞持续缓慢损伤，且PTA值低于40%时，70%的患者会发生暴发性肝炎。

因此，过度拘泥于诊断标准，反而会使患者错过最佳的治疗时间，尤其是亚急性暴发性肝炎的患者，一旦发生暴发性，治疗起来难度较大。预防暴发性肝炎发生，除了参考PTA值外，还需要综合其他各项检测数据来判断，每一项指标异常时都不可忽视。

“凝血酶原活动度”——暴发性肝炎的“风向标”

治疗暴发性肝炎，“未雨绸缪”是关键。风向标是凝血酶原活动度，需时刻关注

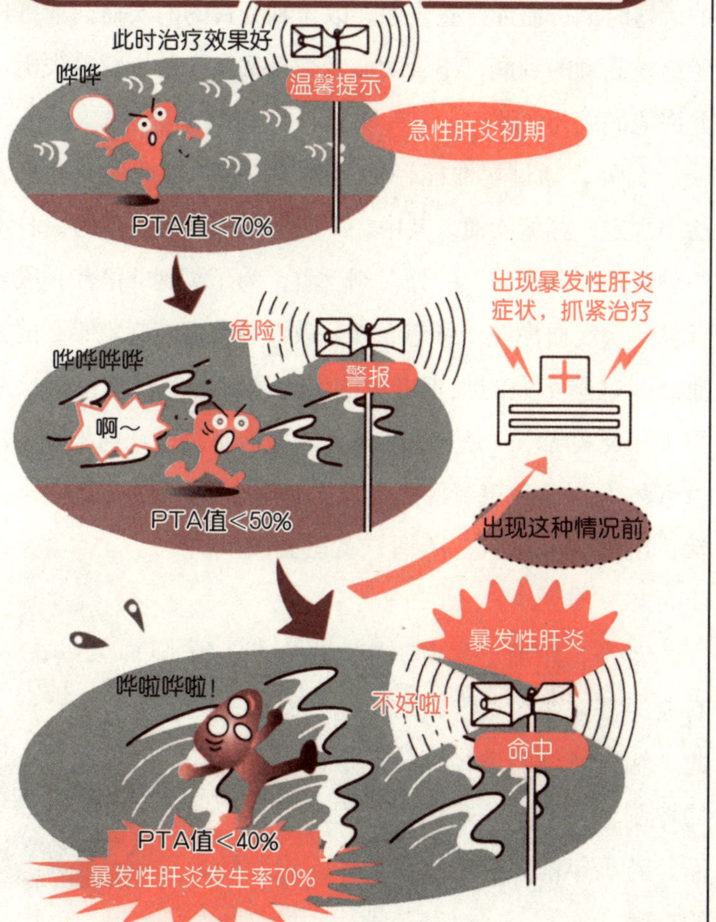

专栏2 “卖血年代”经“黄色血液”传染的丙肝

目前在日本，约有200万丙肝患者。丙肝的蔓延与“卖血年代”的“黄色血液”密不可分。

第二次世界大战后，输血用的血液基本都是靠卖血获得的。这时期，血库严重告急，以盈利为目的的卖血商业机构为了追求高额的利润，不管卖血者是否贫血，是否营养失衡，都允许他们成为血源。

另外，通过卖血能轻松“挣”到钱，因此卖血者也无视法律规定，频繁卖血。其中，不乏大量吸毒者。当时，日本有一种名叫“非洛滂”的兴奋剂泛滥，为了买到非洛滂，吸食者反复多次卖血换钱。可想而知，吸毒者的血液肯定不是健康的血液。这些卖血的吸毒者可能因为注射器的反复使用已经感染了肝炎病毒。于是，带有病毒的血液不经过任何检验，输入患者体内，导致患者肝炎发作，肝功能异常，出现黄疸症状。所谓“黄色血液”由此而来。

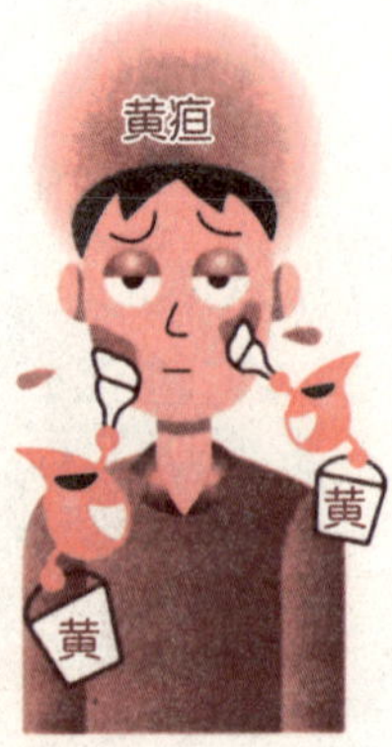

如今，献血、卖血制度已经规范，所有血源都需要经过严格的检测和筛选。因此，输血传染的途径应该说是得到了很好的控制，新的感染病例不会因此发生。然而，若干年前感染的患者如今正饱受肝炎的折磨。

第4章

肝硬化、肝癌的治疗

代偿期肝硬化治疗关键在于保持肝功能稳定

治疗的基础——消除肝部炎症

从这节开始，我们主要介绍肝硬化、肝癌及其相关治疗方法。

肝硬化初期，肝功能正常或部分异常，这个时期称作“代偿期”；病情进一步恶化，发展到肝脏不能维持生理功能，这个时期称作“失代偿期”。肝硬化代偿期，肝功能相对稳定，肝脏凭借剩余功能，仍然可以承担身体的功能需要，患者可以像正常人一样生活。因此，肝硬化的治疗目标就是尽可能地延长代偿期，保持肝功能稳定。

治疗肝硬化，首先要消除肝部炎症。大部分肝硬化患者的肝部炎症处于非活动状态，但是仍然有部分患者肝炎处于活动状态。当患者被诊断出肝硬化后，往往会万念俱灰，放弃一切治疗。但实际上，进行药物治疗，比如使用强效复方甘草酸苷、熊去氧胆酸等护肝药，对于肝硬化代偿期的患者来讲是非常有用、也是很有必要的。

治疗代偿期的肝硬化，干扰素疗法也不失为一个好的选择。但需要注意的是，肝硬化患者的血小板（参考第154页）减少，干扰素的使用会导致血小板减少加快。

肝硬化治疗首要目标：保持肝功能稳定

肝硬化分为两个时期

1 代偿期　　　2 失代偿期

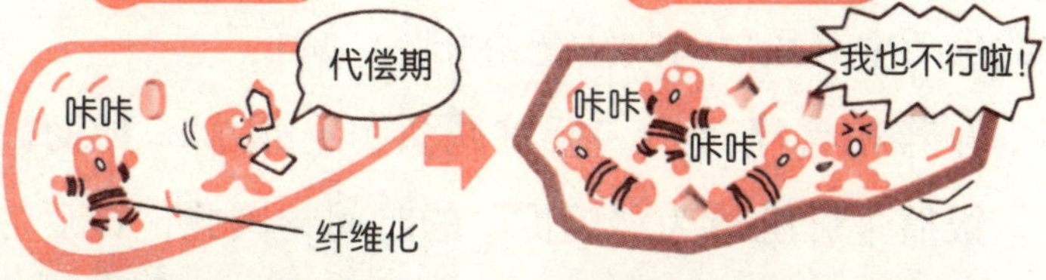

1 代偿期：肝脏凭借剩余的功能能够维持机体的需求，患者能正常生活

2 失代偿期：肝纤维化进一步发展，肝功能接近衰竭

肝硬化治疗目标是尽可能延长代偿期

治疗的基础——消除肝部炎症

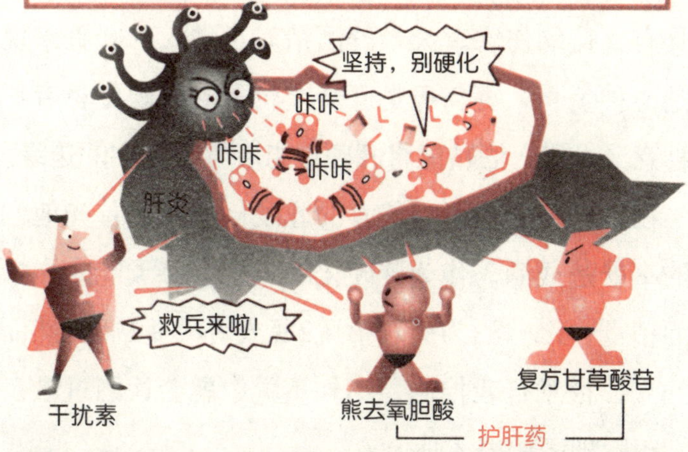

注意 治疗肝硬化，干扰素疗法也不失为一个选择。但是，干扰素的使用会加快血小板减少，导致出血，而被迫中断治疗

静养+食疗，恢复肝功能

如前所述，在肝硬化的治疗中，干扰素疗法存在局限性。除配合药物疗法以外，患者还必须注意个人养生。肝硬化的患者，往往肝功能较弱。因此，患者在平常的生活中必须要时刻注意给肝脏“减负”。

静养和食疗对于“肝脏减负”有很大的帮助。例如，饭后是肝脏最为“繁忙”的时间，因此，饭后应尽量避免运动，患者可以卧床30分钟至1小时，或者坐着看电视等。同时，患者的饮食还必须注意以优质的蛋白质为主，并注意营养均衡。

此外，饮酒人士也必须控制酒精摄入量。酒精对肝脏具有直接的伤害，大量的酒精对正常人的肝脏来说，都是一种负担，更何况是肝功能较弱的肝硬化患者！从某种意义上讲，酒精能将肝硬化患者置于死亡的边缘。

在我们身边，不乏长寿的肝硬化患者，首先他们会做的事就是戒酒。作为肝硬化的患者，每天能允许摄入的酒精量，以啤酒为例，中瓶2瓶或者大瓶1瓶。然而嗜酒的人，很难自我控制，不知不觉中就会饮酒过量。因此，干脆把酒戒掉才是上策。

肝硬化患者的生活小常识

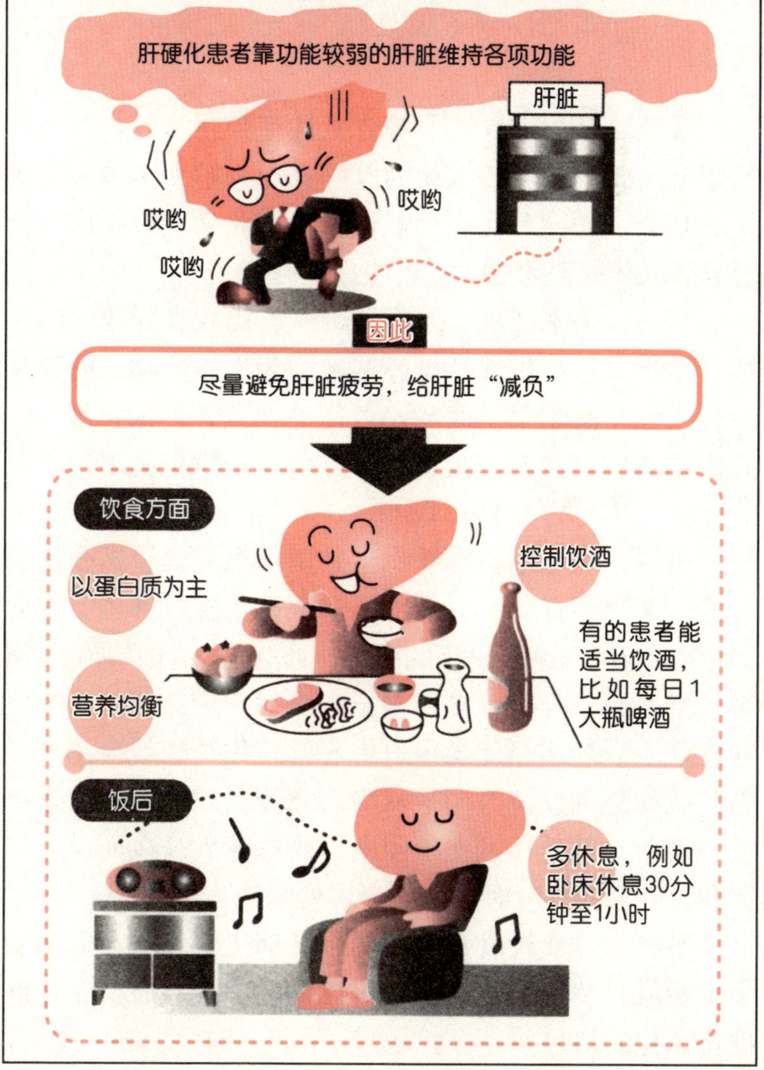

肝硬化恶化的信号

肝硬化的常见自觉性症状

食欲缺乏、困倦乏力等自觉性症状正是肝功能恶化的信号。此外，我们人体的肝脏具有分解人体多余雌激素的功能，因此，当肝功能低下时，此功能也相应降低而导致人体雌激素增多，产生以下症状：

第一，手掌红斑。手掌红斑一般出现在肝硬化的初期，手指或手掌出现红斑。这是因为人体肝功能的异常引起人体雌激素平衡改变，致使毛细血管扩张。当然，妊娠期的妇女，即使没有肝脏方面的疾病也会出现类似的症状，这要另当别论了。

第二，蜘蛛痣。蜘蛛痣也是由于毛细血管扩张而引起的，多出现在胸部、颈部、肩部及手腕等部位，表现为中心部直径3毫米以下的圆形小血管瘤，向四周伸出许多毛细血管，且有分支，看上去恰似一个红色的蜘蛛趴在皮肤上。若用铅笔尖压迫中心部，蜘蛛痣就会消失，因为蜘蛛痣的血流方向是从中心点流向周围毛细血管分支，若中心部受压则血流阻断，蜘蛛痣因缺血而消失。因此，肝功能恢复时，症状会慢慢消失。

第三，“女性乳房”。男性肝病患者如出现乳房变大，像女性样隆起，甚至伴有疼痛感等症状时，正是肝硬化恶化的信号。

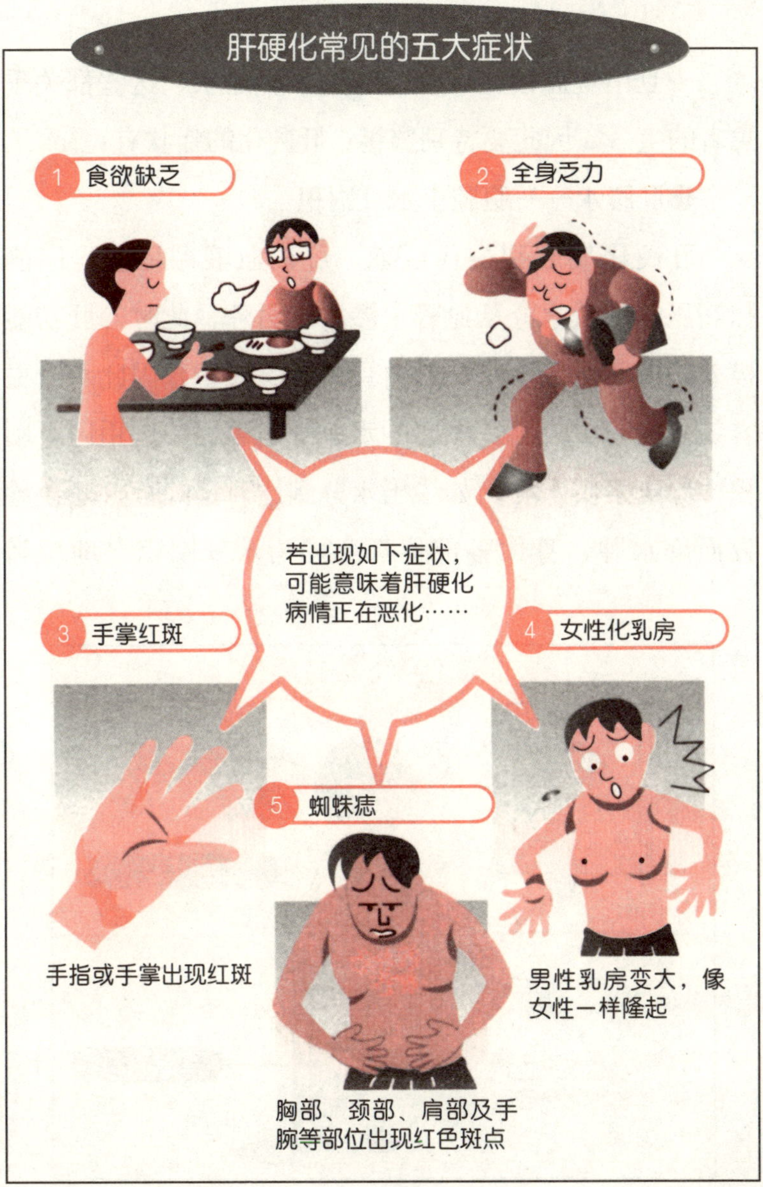
肝硬化常见的五大症状
若出现如下症状，
可能意味着肝硬化
病情正在恶化……
1 食欲缺乏
2 全身乏力
3 手掌红斑
手指或手掌出现红斑
4 女性化乳房
男性乳房变大，像
女性一样隆起
5 蜘蛛痣
胸部、颈部、肩部及手
腕等部位出现红色斑点

警惕以下症状

一旦出现肝硬化，便会伴随多种症状，这些都关乎患者的生命，因此要特别警惕。肝硬化的症状有：

●肝腹水——腹腔中水分囤积

肝硬化发展到失代偿期，肝内血液循环差，门静脉高压，导致水分从血管中渗出。另外，此时的肝功能极差，调节血液中水分的白蛋白数量极少，因此水分更容易从血管中渗出。渗出的水分受到重力的作用向下囤积，导致下肢水肿。如渗出水分到达一定的量，还会导致面部水肿，身体各部位都会成为水分囤积之地。当

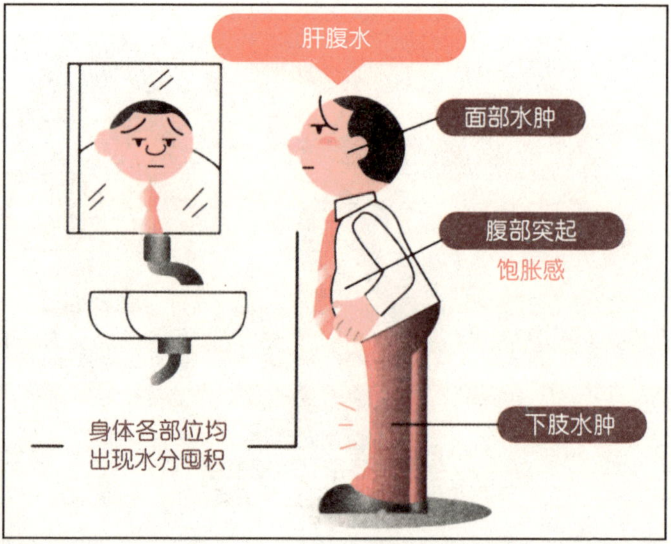

然，腹腔内积水也在所难免，这就是通常所说的“肝腹水”。

腹腔内水分囤积，渐渐鼓起，患者便会觉得原来合身的裤子和裙子已经变小，难以穿进去。此外，腹部出现难受的饱胀感，一旦进食，感觉腹部更加难受，从而导致食欲缺乏。男性患者，还会出现睾丸肿大的症状。

● **食管静脉瘤——破裂后的吐血会危及生命**

门静脉是肝内运输营养物质的血管，但随着肝硬化的发展，肝脏逐渐变硬，受到门静脉的高压影响，血液流通不畅。无法正常循环的血液便会倒流至食管、胃部的细小静脉。

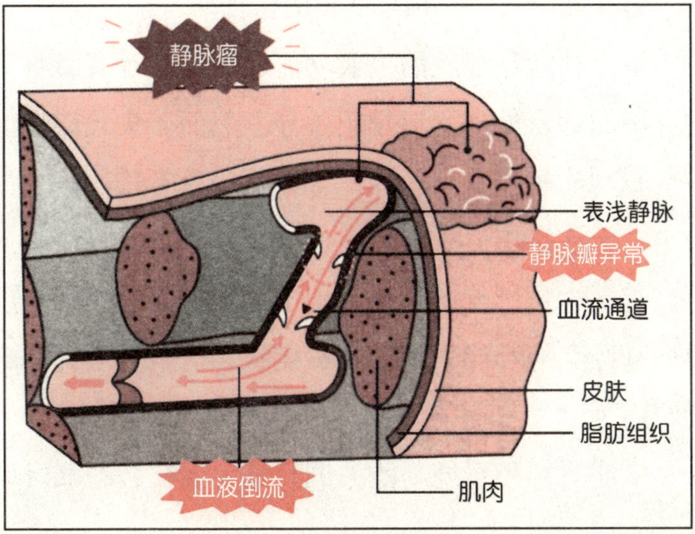

正常情形下，食管和胃部的静脉血流量较小，因此血管壁也较薄。突然大量血液涌至这里，导致血管多处突起，这就是常说的“食管静脉瘤”，多发在食管。酒精性肝硬化、原发胆汁型肝硬化早期便会出现食管静脉瘤症状。

早期的食管静脉瘤对身体并无大碍，但是随着静脉瘤体积的增大，可能出现破裂出血的危险。

肝硬化患者因其血液中具有凝血作用的凝血酶原与血小板等数量较少，一旦食管静脉破裂出血便有生命危险。因此，确诊的肝硬化患者应该例行每年两次的胃镜检查。

●肝性脑病——痴呆现象的出现

解毒功能是肝脏的主要功能之一，氨等有毒物质经过肝脏的解毒处理之后排出体外。然而，失代偿期的肝脏解毒功能极端低下，因此导致氨等有毒物质停留在血液中，无法排出体外。随着血液循环有毒的物质进入脑部，有毒物质影响脑细胞的正常功能，而导致患者出现中枢神经系统功能失调的各种症状。这就是常说的“肝性脑病”。

早期的神经系统功能失调只是表现在：睡眠时间紊

乱、情绪起伏大，患者会觉得周围的人“怎么跟平时不大一样？”然而随着脑细胞的进一步损伤，会出现找不着厕所、不知道时间、不知道自己在哪里、不会简单的计算等痴呆现象。此外，还出现双手颤抖症状。直至最后意识丧失，进入昏迷状态。因此，患者家属平时应多注意患者的一举一动、性格及行为等的变化。

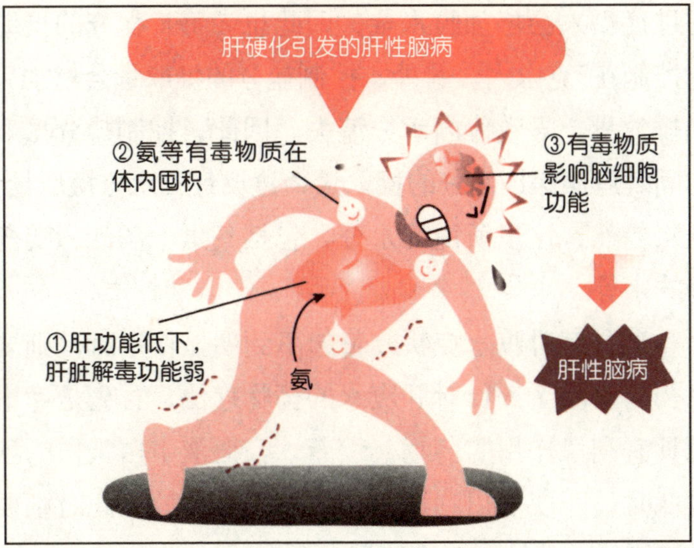

症状的控制

肝腹水以食疗为先，药物疗法为后

下面针对上节中所列举的症状，谈一下具体症状的对应疗法。

首先，轻度的腹水患者采用静养和食疗法。

肝腹水患者饭后应该平躺休息。此外，饮食中盐分的过度摄入会增加腹水量，因此患者每日盐分的摄取量应控制在7克以内。另外，控制盐分的摄取量会增加尿液的排放量，导致体内水分流失。因此，控制盐分摄取量的同时应该保证水分的摄取量，建议每日水分摄取量为1升。当然，这里所说的水分，包括茶水、汤汁、喝药所用的水等。

当食疗对腹水症状改善起不到明显作用时，则要考虑药物疗法了。针对肝腹水的药物疗法，首先是考虑使用具有利尿作用的药物。然而，当血液中白蛋白的浓度过低时，即使使用利尿药物也无明显疗效，此时则要考虑使用静脉滴注向体内注射白蛋白。

另外，当门静脉高压，上述内科治疗方法不起作用时，则要考虑使用“腹水穿刺”等物理疗法，将瘀积的腹水排出体外。根据患者的情形，有时还需要进行手术。

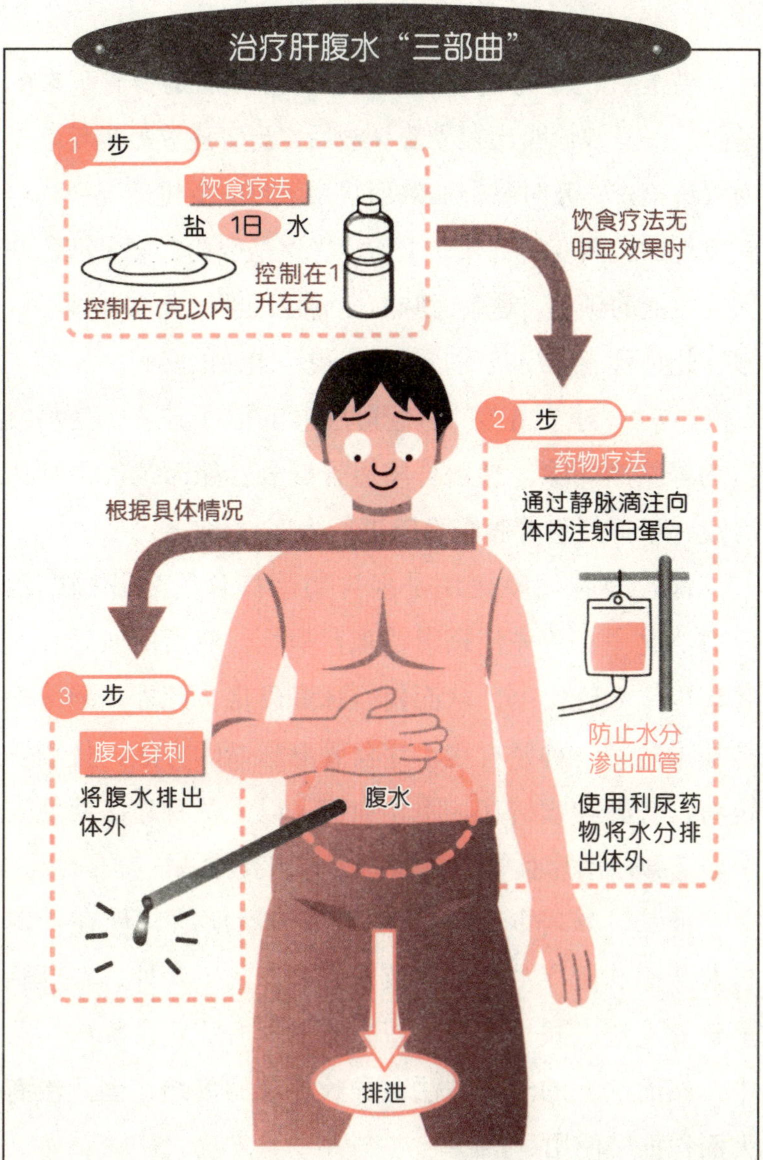
治疗肝腹水“三部曲”
1 步
饮食疗法
盐 1日 水
控制在7克以内
控制在1
升左右
饮食疗法无
明显效果时
2 步
药物疗法
通过静脉滴注向
体内注射白蛋白
防止水分
渗出血管
使用利尿药
物将水分排
出体外
根据具体情况
3 步
腹水穿刺
将腹水排出
体外
腹水
排泄

经胃镜治疗食管静脉瘤

首先，使用胃镜可以诊断食管静脉瘤是否有破裂的危险。一旦被诊断出食管静脉瘤后，患者应该每半年做一次胃镜检查，及时掌握瘤的形状及颜色的变化情况。如检查发现瘤表面变红则须马上治疗。这是因为，瘤呈红色是因为血液的颜色，这就意味着血管已经浮出表面并到了极限，此时可能已经在某些部位出现了出血的症状。

从前，对于出血的食管静脉瘤的治疗方法，是将突出的静脉瘤切除，然后再将血管缝合。然而最近，利用胃镜，不打开患者腹腔也能进行治疗。

食管静脉瘤硬化法是经胃镜治疗食管静脉瘤的治疗方法之一：首先使用胃镜观察病灶，然后向血管及血管周围注入硬化剂，从而使静脉瘤硬化。此外，静脉瘤结扎术是另一种经胃镜治疗食管静脉瘤的方法：使用胃镜将食管静脉瘤结扎，阻止血流。以上两种疗法简便安全，是如今治疗食管静脉瘤的两大主要方法。

但是，胃静脉瘤很难使用胃镜治疗法，现在针对胃静脉瘤的治疗主要采用放射介入疗法。此外，在肝脏上建立支流以减少门静脉压力的治疗方法正在临床实践中，然而这样的治疗方法会导致肝部的萎缩，因此没有大面积推广使用。

不用动刀的“胃镜手术”

使用胃镜一边观察病灶，一边手术

◆ 胃镜手术场景 ◆

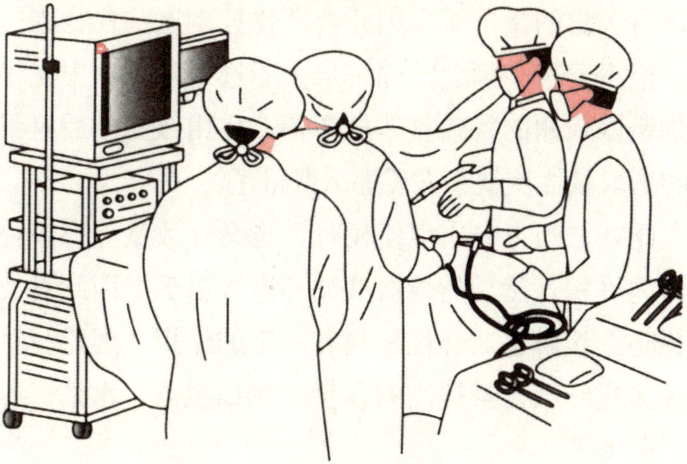

经胃镜治疗静脉瘤的方法

食管静脉瘤硬化法	向血管及血管周围注入硬化剂，从而使静脉瘤硬化
静脉瘤结扎术	使用胃镜将食管静脉瘤绑扎，阻止血流

以上两种疗法均简便、安全

药物疗法与饮食疗法双管齐下对抗肝性脑病

肝硬化导致肝性脑病主要是因为氨的缘故。因此，治疗肝性脑病的根本在于减少体内氨的含量。

来自食物中的蛋白质是氨的原料源，因此减少氨产生的食疗法便是控制蛋白质的摄入。肉类、鱼类及蛋类中含有大量的蛋白质，因此要严格控制这些食物的摄取量，至少要减少到之前的一半。不过近年来，出现了一种加速氨代谢的特殊氨基酸药剂，使用该药剂后对蛋白质的摄取量控制就不需要那么严格了。

此外，当患者出现便秘时，也会导致氨等有害物质在体内堆积，然后随着血液循环进入脑部。因此对便秘的预防、缓解也对肝性脑病有一定的作用。因此，患者应该多吃纤维含量较高的食物，例如蔬菜、水果、海藻类、菌类等。

治疗肝性脑病的药物主要有乳果糖（lactulose），其药理机制为杀灭肠内生成氨的细菌，并抑制氨的吸收。当患者出现便秘时，通过洗肠将肠内粪便排出。习惯性便秘患者需服用治疗便秘的药物，保持每日1～2次排便。当患者发生昏迷送至医院急救时，使用乳果糖等药物，通常能让患者恢复意识。

失代偿期的肝病患者，为了预防肝性脑病的发生，必须十分注意预防便秘，便秘后也应该及时治疗。

减少体内氨含量治疗肝性脑病

减少体内氨含量的饮食疗法

1

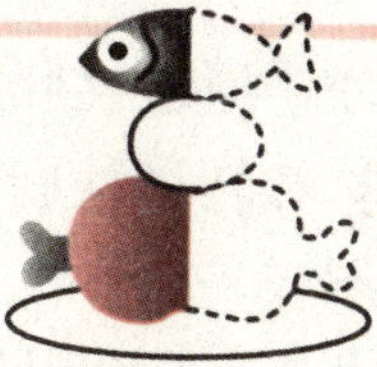

蛋白质是氨的原料源 → 摄入量减半

2

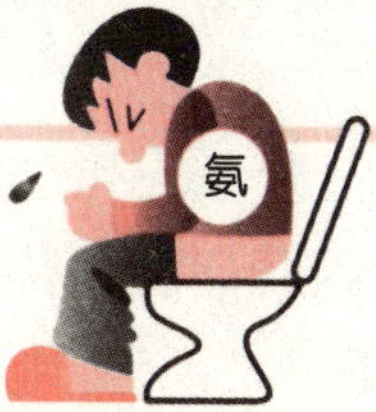

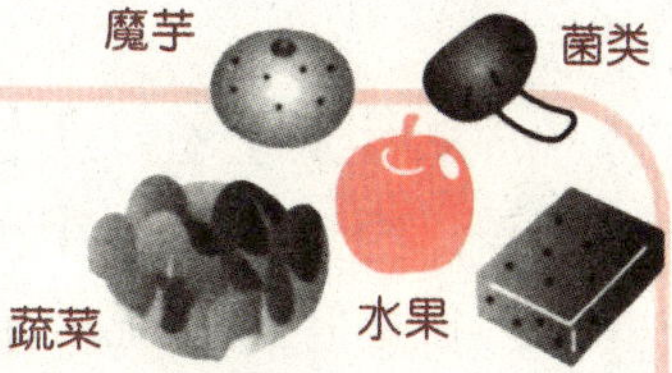

便秘会导致体内氨的囤积 → 高纤维食物有利于预防便秘

减少体内氨含量的药物疗法

氨基酸制剂	加速氨的代谢
乳果糖	杀灭肠内生成氨的细菌，并抑制氨的吸收
便秘药	便秘容易导致体内氨的囤积，因此需及时治疗便秘

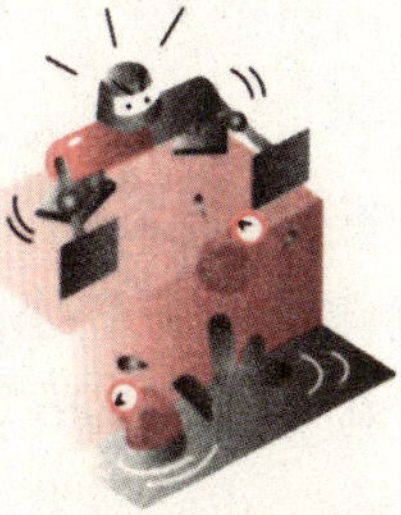

影响肝癌预后的早期诊断

肝癌可预防

肝癌分为原发性肝癌（肝细胞或肝内胆管细胞发生的癌肿瘤）和转移性肝癌（由身体其他脏器的癌细胞转移至肝部形成）两种。原发性肝癌迄今为止发病原因尚不清楚，但是有几个现象必须提高警惕：

第一，90%肝癌患者同时为肝硬化患者。

第二，20%的肝癌患者为乙肝患者、70%的肝癌患者为丙肝患者。

第三，从性别上看，男性肝癌患者的死亡率远远高于女性患者，约为其3倍。因此，丙肝向肝硬化转化中的男性患者，其患肝癌的风险尤其高。

从上述数据也可以看出丙肝的可怕之处，事实上经临床统计，40%的丙肝会转化为肝硬化、25%的丙肝会转化为肝癌。预防肝癌发生，首要是抗病毒治疗。如果能有效清除体内肝炎病毒，肝癌基本不会发生。在前面章节中也曾提到，GOT、GPT值高的丙肝患者其转化为肝癌的可能性更大，因此对于此类患者，GOT、GPT值的降低则是治疗的关键。如果可以使GOT、GPT值恢复到正常水平，肝癌的发生率则大大降低。编者所在的医疗机构中，80%的丙肝患者成为健康的肝炎病毒携带者，迄今为止肝癌发生病例极为少见。

肝癌易发病因素

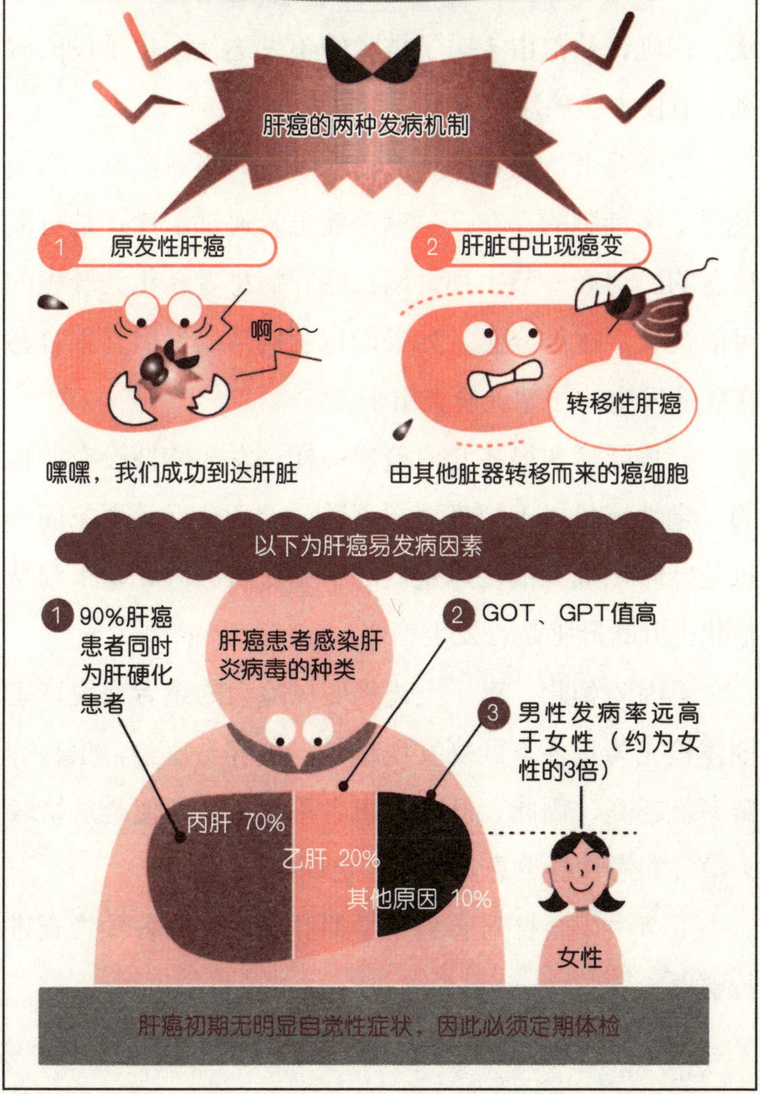

肝癌的两种发病机制
1 原发性肝癌
啊～～
嘿嘿，我们成功到达肝脏
2 肝脏中出现癌变
转移性肝癌
由其他脏器转移而来的癌细胞
以下为肝癌易发病因素
1 90%肝癌患者同时为肝硬化患者
肝癌患者感染肝炎病毒的种类
2 GOT、GPT值高
3 男性发病率远高于女性（约为女性的3倍）
丙肝 70%
乙肝 20%
其他原因 10%
女性
肝癌初期无明显自觉性症状，因此必须定期体检

初期肝癌治愈的病例不在少数

一旦得了癌症，就只能等死——这是很多患者的想法。的确，从前由于医学技术的不发达及医疗手段的限制，迫使很多癌症患者不得不放弃。

然而近来，随着检查及治疗水平的不断提高，即使发现了癌细胞的存在，早期癌症患者通过治疗还是可能痊愈的。前面一节中列举到某些肝病患者转化为肝癌的可能性大，这部分患者如果能留意病情的发展，很容易在癌症发生的初期就检查出来。

只是肝癌和很多其他癌症一样，发病初期没有明显的自觉性症状。上腹疼痛或不适、食欲缺乏等现象同样也是肝硬化或者消化道疾病的常见症状。因此，很难从症状上判断肝脏是否发生癌变。

正因为如此，对于上述癌变风险大的患者来说，定期体检尤为重要。肝癌发现越早，越容易痊愈，生存的概率就越高。因此，肝硬化患者不用说，即使是病情较为稳定的慢性肝炎患者也应该定期体检。

下节中，会针对有利于早期肝癌诊断的各项检查进行解说。

早发现是关键！

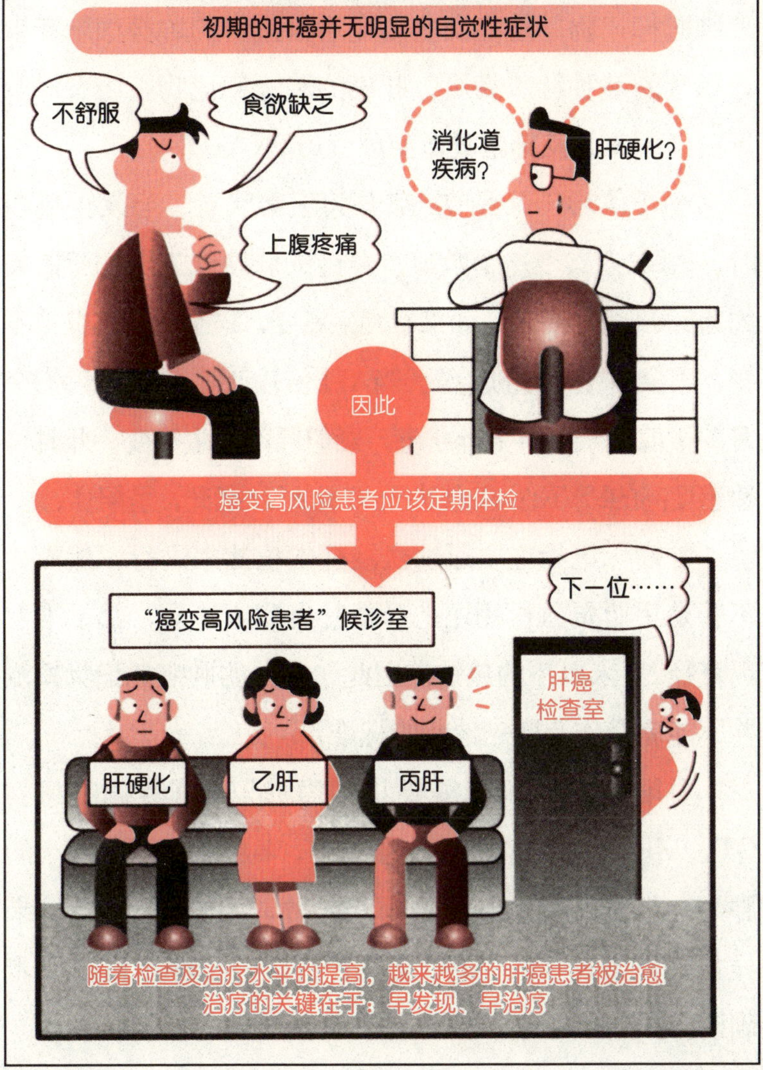
初期的肝癌并无明显的自觉性症状
不舒服
食欲缺乏
上腹疼痛
消化道疾病？
肝硬化？
因此
癌变高风险患者应该定期体检
下一位……
“癌变高风险患者”候诊室
肝癌检查室
肝硬化
乙肝
丙肝
随着检查及治疗水平的提高，越来越多的肝癌患者被治愈
治疗的关键在于：早发现、早治疗

早期肝癌检测方法：肿瘤标记物检测与影像诊断

肿瘤标记物检测是早期肝癌的检测方法之一。所谓“肿瘤标记物”是指发生癌变后血液中的肿瘤细胞产生和释放的某种特殊物质，肝癌的肿瘤标记物主要有甲胎蛋白（AFP）及异常凝血酶原（PIVKA－Ⅱ）。

AFP值小于20纳克/毫升为正常状态，当发生癌变时，AFP会高于这个数值。单纯的肝硬化患者AFP值大约为200纳克/毫升，如果不发生癌变，这个值基本保持不变，不会出现上升的趋势。当AFP值较低时，如果连续3个月AFP值处于不断上升状态，疑似肝部发生癌变。此时，敏感度高的PIVKA－Ⅱ值大于40 mAU/毫升，呈阳性。

肿瘤标记物主要通过血液标本检测来进行，然而，不管是甲胎蛋白检测还是异常凝血酶原检测，都很难发现直径2厘米以下的癌灶。因此，单一的肿瘤标记物检测并不能完全作为肝癌诊断的标准。

要准确的诊断就需要将肿瘤标记物检测和B超、CT、MRI及血管造影等检测结合。B超能检测出极小的肿瘤，但是却无法判断是否是癌肿。因此B超检查结果异常时需借助CT、MRI及血管造影等检测手段进一步确诊。

CT及B超检查结果异常时，可以通过血管造影来确定，此外，血管造影还能检测出之前的检查中很难发现的小肿瘤。一旦血管造影确诊为肝癌，可以立即通过注射抗癌剂来进行治疗。

此外，肿瘤活检是最终确诊的主要手段。从患者体内采取肿瘤细胞标本在显微镜下进行观察，如肿瘤活检确认为癌细胞，那么毫无疑问患者肝脏已经发生癌变。

通过上述方法可以诊断出早期肝癌，因此就算肝病患者未出现明显异常，也应该定期体检。一般慢性肝炎患者每年至少做两次B超检查，肝硬化及GOT、GPT值高的慢性肝炎患者每年至少做3～4次B超检查。

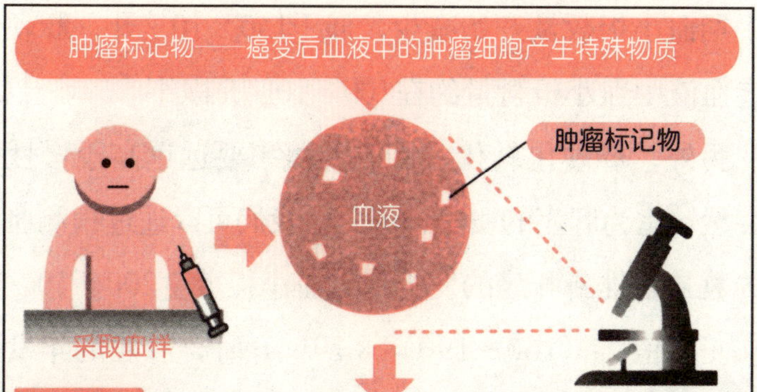

检测	
AFP	正常值<20纳克/毫升
PIVKA-Ⅱ	40mAU/毫升以上呈阳性

※肿瘤标记物很难检测到直径2厘米以下的癌灶

血小板数量与病情发展

近来，血小板数量与癌症发生率的关系备受关注。

门静脉不仅将胃及肠中含有营养成分的血液带入肝脏，同时也将来自脾脏的血液带入肝脏。伴随肝脏的纤维化，肝脏也逐步硬化，从而导致血流不畅。流通不畅的血液堆积于脾脏内，导致脾脏肿大。

脾脏具有破坏血细胞的功能，因此堆积于脾脏中的血细胞所含的红细胞、白细胞、血小板等成分均遭到破坏。此时，最早受到影响的是血小板。因此，一旦血小板数量持续减少，便疑似慢性肝炎恶化和肝硬化。

血小板的正常值为（150～400）$\times 10^9$/升，慢性肝炎中期血小板数量开始减少，低于150×10^9/升，肝硬化患者血液中血小板含量约在100×10^9/升以下。

另外，肝硬化转化为肝癌的概率要远远高于慢性肝炎突然转化为肝癌的概率，因此，我们可以通过检测血小板的数量来推断肝癌的发生率。血小板数量200×10^9/升时属正常值；（160～190）$\times 10^9$/升时，肝癌的年发生率为0.5%；（140～150）$\times 10^9$/升时，肝癌的年发生率为1.5%；（100～130）$\times 10^9$/升时，肝癌的年发生率为3.0%；100×10^9/升以下时，肝癌的年发生率为7.0%。

但同时需要说明的是，血小板数量的低下并不完全是由于肝病所致，血液方面的疾病也会导致血小板数量的减少。丙肝患者多对血小板产生抗体，此时丙肝患者血液中的血小板数量也非常少。丙肝及肝硬化患者血小板数量少的原因可能是因为体内抗体所导致。

曾经有一段时间，人们一直误以为“血小板数量少=肝癌”，丙肝患者在检查时也会追问医生他的血小板含量。然而，肝癌并不是单单一项检查就能确诊的，而需要利用肿瘤标记物、影像检查及其他血液检查的结果综合诊断。

因此，也不要因为单项血小板检查的结果或喜或忧，还需要结合其他项的检查结果综合判断。

血小板的数量与肝病的状况

(150～400) $\times 10^9$/升	150 $\times 10^9$/升以下	100 $\times 10^9$/升以下
正常值	慢性肝炎	肝硬化

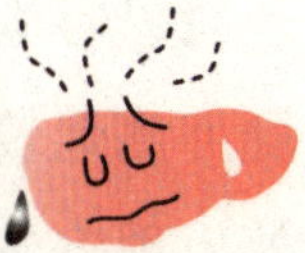

血小板数量与肝癌发生率

(160～190) $\times 10^9$/升	(140～150) $\times 10^9$/升	(100～130) $\times 10^9$/升	100 $\times 10^9$/升以下
0.5%	1.5%	3.0%	7.0%

※注：血小板数量会因病情及抗体的存在而减少

最新的肝癌治疗方法

宜手术？不宜手术？

肝脏部分切除手术曾一度是肝癌最主要的治疗方法，如今，肝癌的治疗方法越来越多。

虽说如此，最有效的治疗法仍然是切除手术。肝癌和其他器官的癌症一样，最为行之有效的方法依然是将感染癌细胞的部分完全切除。然而不同的是，肝部的癌细胞会同时出现在多个部位，使用手术将一处的癌细胞切除，其他部位也还会存在癌细胞。因此，肝硬化程度较高的患者，由于肝功能低下，不能进行肝脏多部位的切除手术。

一般只有满足以下条件的患者，才适合使用手术治疗：肝部癌灶较小、停留在肝脏表面且数量较少。当肝部多处出现癌细胞时，很难在手术中将癌变部位一一切除。此外，如何保证肝脏不会由于切除过多而出现肝功能不全也是手术必须要考虑的问题。因此，肝功能较为健全的慢性肝炎、肝硬化患者，比较适合手术治疗。然而在临床中，由于肝癌的复发率较高， 二次治疗存在很大困难，因此很多人反对使用手术。在无法手术治疗时，通常还可以采取以下治疗方法。

肝癌切除手术适宜与不适宜

符合以下两种条件时适合手术

1　肝部癌灶较小且位于易切除部位

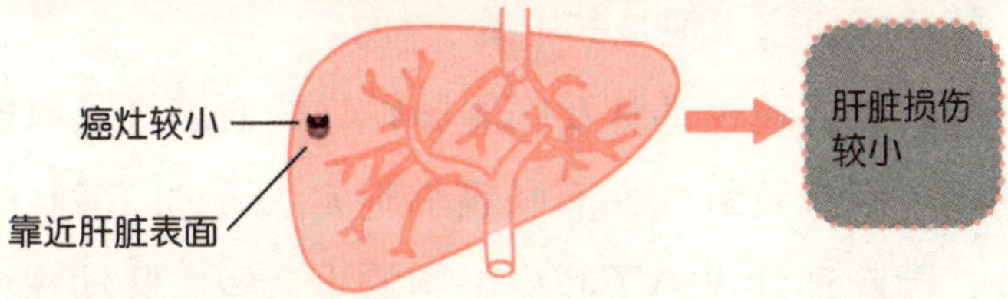

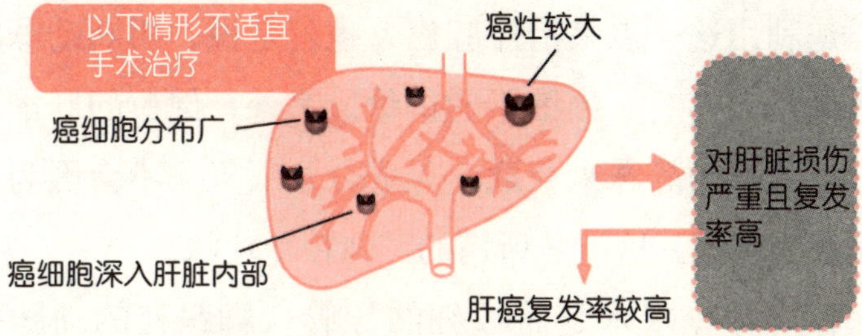

2　能确保手术后的肝脏具有一定的功能

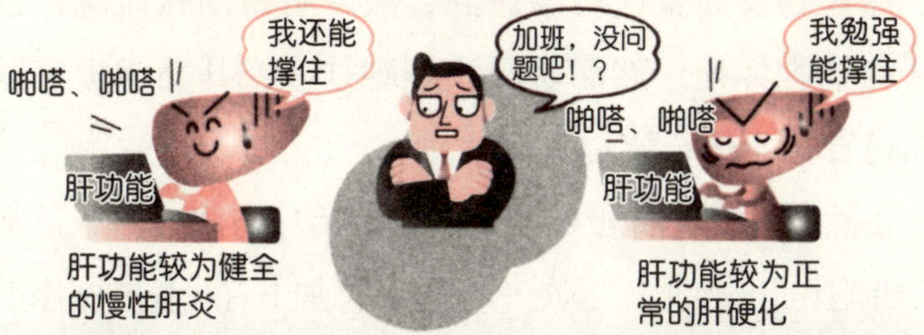

肝癌复发率高，二次手术难度大，在无法手术时，还可以采用其他治疗方法

肝癌“断粮”治疗——肝动脉栓塞术

随着医疗水平的提高，肝癌的治疗方法除了传统的手术外，还出现了其他疗效显著的治疗方法，从而大大提高了肝癌患者的存活率。

肝动脉栓塞术便是其中的一种。

肝脏主要通过动脉及门静脉输送的血液来吸取血液中的营养成分及氧气。而肝癌细胞无法通过门静脉吸收养分，因此动脉成为了肝癌细胞的生命线。肝动脉栓塞术正是利用这一点来治疗肝癌，也就是说，阻断动脉的血液循环即切断了癌细胞的供给。另外，健康的肝细胞则可以通过门静脉来获取营养成分及氧气，不会因为动脉栓塞而坏死。这就是所谓的“断粮”疗法。

肝动脉栓塞术是将很细的导管从脚跟处的动脉插入，一直深入到肝动脉接近癌细胞处。然后通过导管注射抗癌药物及硬蛋白质胶原混合液，阻断动脉血流，致使肝癌细胞坏死。然而，肝癌细胞过多或肝功能极度低下的患者，不适合使用此疗法。

虽然，这是一种极具“战术”的治疗方法，由于正常的肝细胞和肝癌细胞“同处一室”，再加上有少量的肝癌细胞可以通过门静脉获取营养成分，因此依然存在癌细胞扩散的可能性。此时，可以联合使用“无水乙醇注射法”。

肝动脉栓塞术——“饿死”肝癌细胞

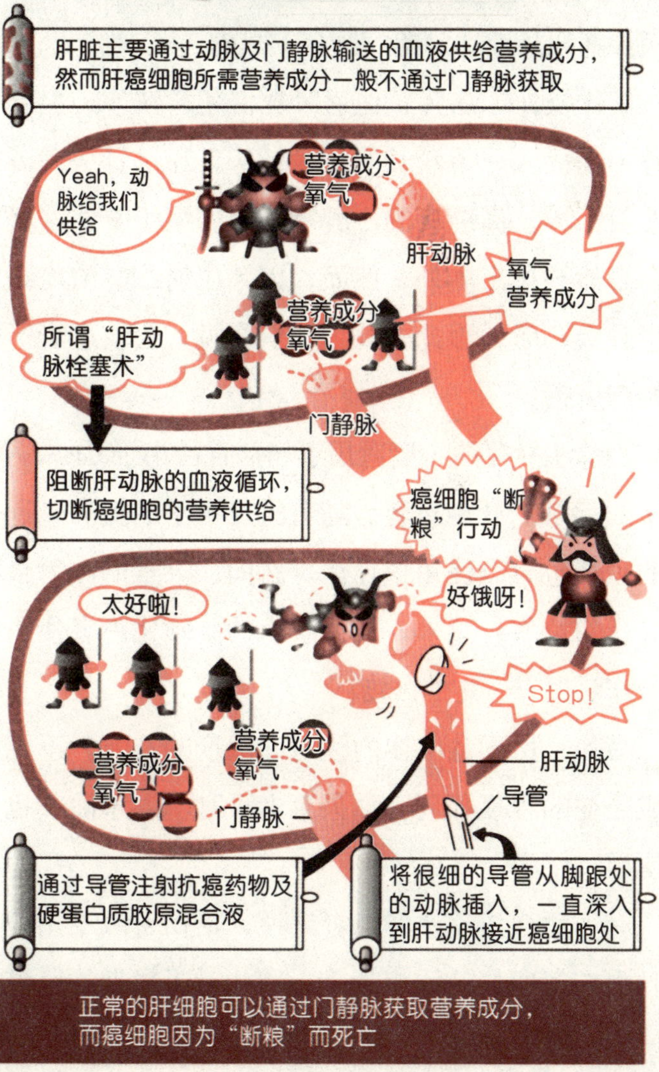

正常的肝细胞可以通过门静脉获取营养成分，
而癌细胞因为“断粮”而死亡

乙醇注射疗法“淹死”肝癌细胞

“乙醇注射疗法”是指注射医疗用乙醇，使癌组织凝固并坏死从而达到治疗肝癌的目的。

具体操作方法为：注射时凭借超声波作为引导，从肋骨中间插入一节较长的注射针头，通过针头向肿瘤部位注射乙醇。高纯度的乙醇能够使癌组织凝固并坏死，并会自然被排出体外。然而，因为注射乙醇浓度高，会产生较大刺激，因此一旦渗透至腹膜，会使患者产生强烈的刺痛感。

乙醇注射疗法一般适用于癌灶直径小于3厘米，数量小于2～3个的肝癌患者。随着医疗水平的提高，近来较大的癌灶也可以使用该疗法。然而，大量的注射会导致肝静脉的栓塞；此外，伴有腹水的肝硬化患者使用乙醇注射疗法也有一定的难度。

另外，由于是向体内注射高浓度的乙醇，不论肝硬化或癌变的程度如何，如果患者平时滴酒不沾，也不适合使用该疗法。

对于适合该疗法的患者来说，不仅可以不用开刀，而且也有很明显的治疗效果。因此对于早期的肝癌患者多使用乙醇注射疗法。

乙醇注射疗法——使癌细胞凝固并坏死

乙醇注射疗法具体操作程序

1

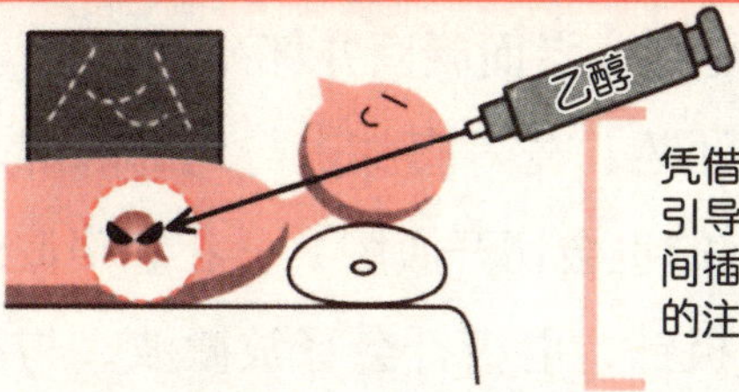

凭借超声波作为引导，从肋骨中间插入一节较长的注射针头

2

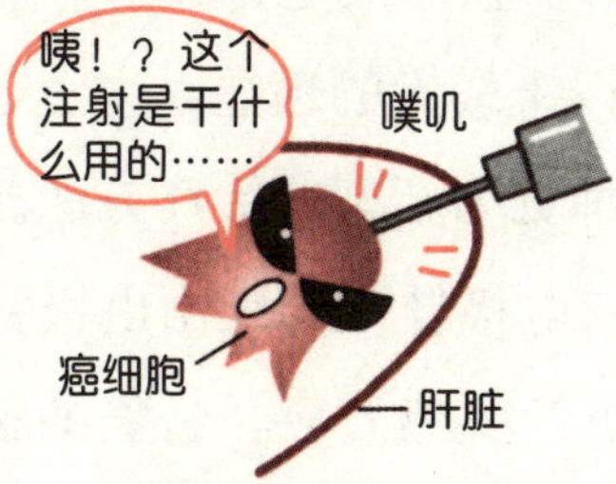

向肝脏内注入乙醇

3

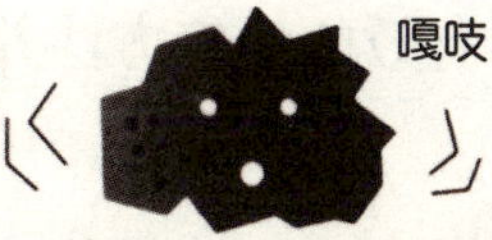

癌细胞凝固并坏死，并自然排出体外

但是，以下问题不容忽视

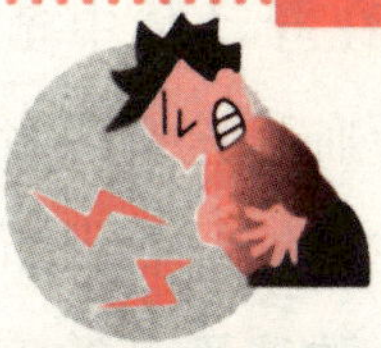

乙醇渗透至腹膜时会产生强烈的刺痛感

大量注射会导致肝静脉栓塞

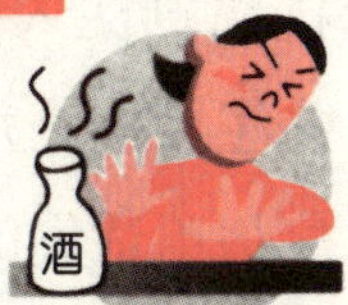

不适合滴酒不沾的患者

"微波凝固疗法"与"射频消融疗法"

微波凝固疗法始于十几年前，是治疗肝癌的一种颇见成效的方法。微波是电磁波的一种，使用微波照射癌变肝组织，癌细胞遇高温而凝固并坏死。

具体操作方法为：先对腹部进行局部麻醉，然后切开长约5毫米（有的也会切开腹腔），在超声波的引导下从开口处植入电极针，电极针会释放微波。与乙醇注射疗法相比，植入相对简单，且疗效更为显著。然而，该疗法不适用于直径3厘米以上较大的癌灶。

射频消融疗法*是一种更为新型的治疗方法。在超声波的引导下向肝脏中植入电极针，并经由电极针释放射频，在射频的高频振荡下产生热效应，将癌细胞"烧"死。与微波相比，射频所产生的温度较低，能一点点地消灭癌细胞，因此被誉为更为有效的治疗方法并被迅速推广。

除以上介绍的几种方法以外，还有比较传统的"肝动脉抗癌剂注入疗法"，该疗法是在肝动脉中植入导管，并注入抗癌剂。该疗法主要用于血管栓塞或者乙醇注射疗法不适宜的患者。近来，将注射的导管保留在体内，以方便反复注射抗癌剂。此外，被使用到的疗法还有红外线照射疗法与温热疗法*。

两种电磁波新疗法

1 微波凝固疗法

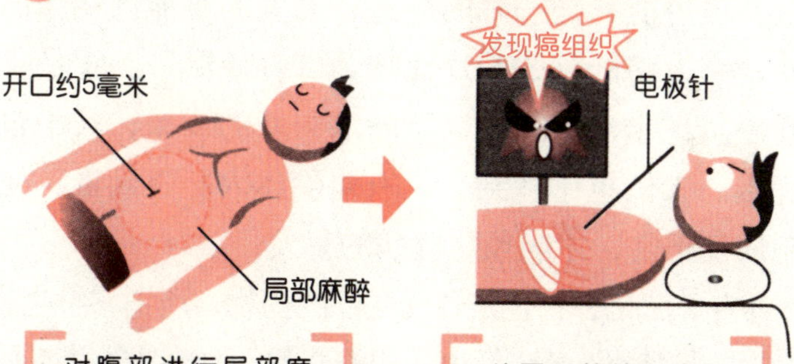

对腹部进行局部麻醉，然后切开约5毫米的口

从开口处植入电极针，对癌组织进行约1分钟的微波照射

弊端　不适合直径3厘米以上的癌灶

2 射频消融疗法

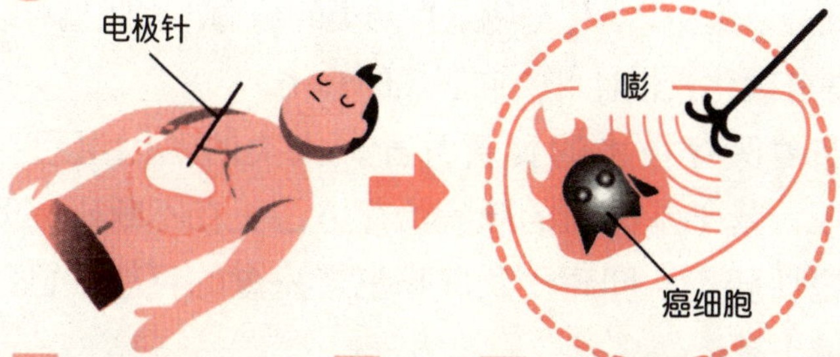

将电极针直接植入肝脏内

在射频的高频振荡下产生热效应，将癌细胞“烧”死

弊端　未纳入日本医疗保险范围内

维生素A化合物防患于未然

虽然对于癌症的治疗方法不断进步，但是肝癌的高复发率依然是一个问题。即使选择好的治疗方法肝癌会痊愈，但可能只是一时的痊愈，复发的可能性相当高。因此，有人将肝癌的治疗比喻为“打地鼠”。于是，对于肝癌防患于未然的研究不断取得新的成果，其中包括干扰素。人们也了解到，只有清除体内肝炎病毒，使肝功能恢复正常，才能预防肝病的复发。

维生素A化合物也是备受关注的药物。所谓“维生素A化合物”是指维生素A衍生而成的药剂，主要功能并不是直接杀死癌细胞，而是作用于细胞癌变之前的阶段，使即将癌变的细胞转化为正常细胞。此种药物目前还处于临床试验阶段，近十年来的研究结果表明，该药物副作用较小，能有效地预防肝癌的复发，因此能大大延长肝癌患者的寿命。此外，维生素A化合物是预防类的药物，因此也可以用于预防肝硬化及慢性肝炎向肝癌的转化。

随着医疗技术的日新月异，人类的基因组已经非常清晰，基于基因组的肝病治疗方法正在不断研究开发中，慢性肝炎、肝硬化及肝癌患者痊愈的可能性已经离我们越来越近。

根据病情采取相应的治疗方法的同时，患者自身在日常生活中也需要注意一些问题，关于这点将在第5章中详细介绍。

肝癌治疗的“王牌”——维生素A化合物

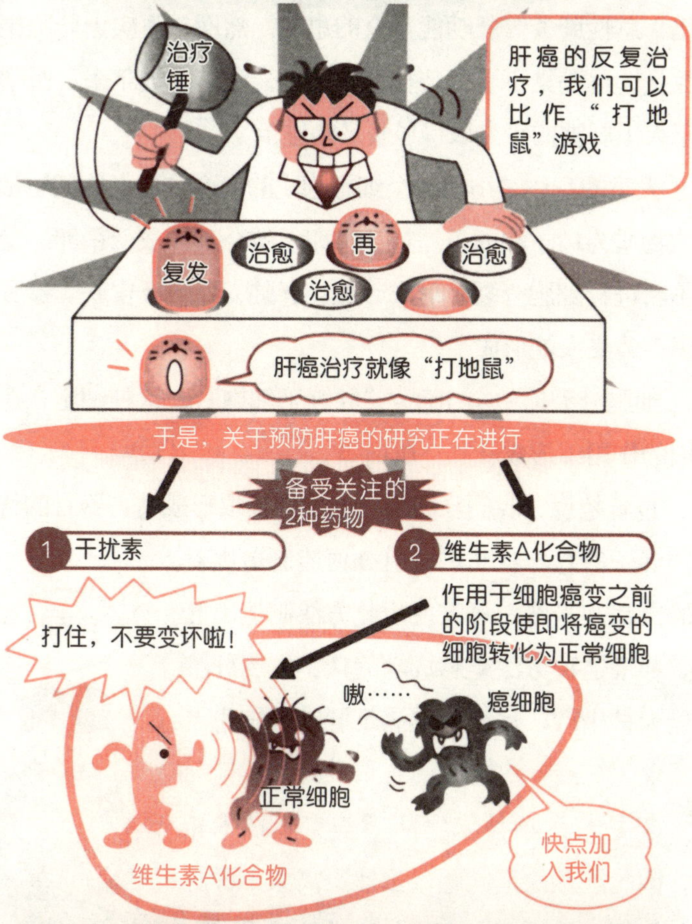

维生素A化合物副作用较小，能大大延长肝癌患者的寿命，也能很好地预防肝癌的发生

专栏3 人工肝脏不只是个传说

将健康的肝脏进行移植是肝病治疗的另一方法，常用于肝硬化、急性肝炎等肝功能不全的患者。然而，事实上肝脏捐献者数量远远满足不了等待移植的需求。于是，近年来，医学界关于人工肝脏的研究取得了长足的进步。

人类的身体是由无数个细胞构成的，而构成人体细胞最原始的物质为精子和卵子。精子和卵子结合，构成受精卵。受精卵不断进行细胞分裂，形成心脏、肝脏、肌肉及皮肤等器官或组织，最终人就形成了。

细胞分裂途中会出现 “胚性干细胞”，这种细胞在遗传基因的作用下形成肝脏、肌肉等。

也就是说，我们从胚性干细胞中提取形成某一器官的特定遗传因子信息，将其进行组合便能制造出对应的器官。当然，可以使用此方法制造出肝脏。如果这种方法能够成功的话，人工肝脏便能大量生产，这样能够满足肝脏移植患者的需求。

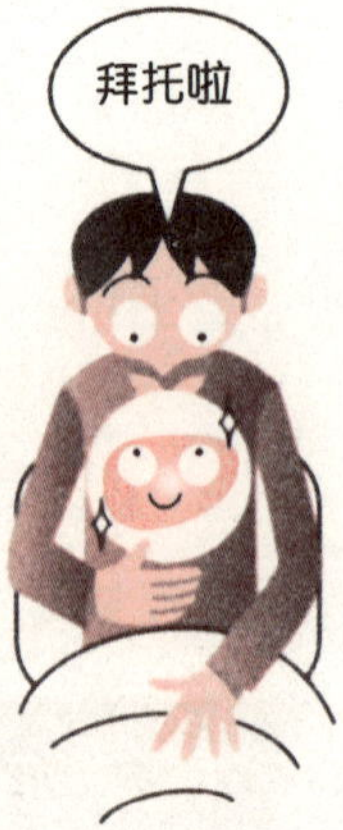

但是，这项技术实际上与克隆技术相关，因此涉及伦理问题。虽然距离人工肝脏还有很长一段路要走，但是这已经不只是一个传说，总有一天会应用于临床实践中。

第5章

肝病患者的饮食和起居

不良生活习惯导致的肝病

"肥鹅肝"般的脂肪肝

在日本，较为严重的肝病多为病毒性肝炎，除此之外，还有部分较轻的肝炎，多由不良生活习惯所引起。其中最具代表性的是脂肪肝，正如其名字一般，脂肪肝是指肝部脂肪过多的一种肝病。

饮食过量加上缺乏运动会导致人体脂肪堆积。胖不仅仅是外表，身体内部也就是身体的各个器官也跟着"发胖"。这些脂肪多为能量摄入过多及运动不足而形成的中性脂肪。人体健康的肝脏脂肪含量为3%～5%，达到10%～13%时，肝细胞中的脂肪开始堆积。当患者被诊断为脂肪肝时，肝细胞内的脂肪含量往往高达30%。此时的肝脏就类似于法国传统名菜"肥鹅肝"——让鹅只吃不动，并大量喂食，特意让鹅的肝脏内脂肪堆积，于是就有了美味可口的肥鹅肝。而我们自己如果不注意的话，我们的肝脏也会变得像"肥鹅肝"一般。

脂肪肝形成的主要原因就是饮食过量、肥胖或者糖尿病等，这其中最多的还是饮食过量或者饮酒过量。

肥胖+饮食过量/饮酒过量引起脂肪肝

脂肪肝并不是病毒性肝炎，而是肝脏内脂肪过度堆积而导致的肝病

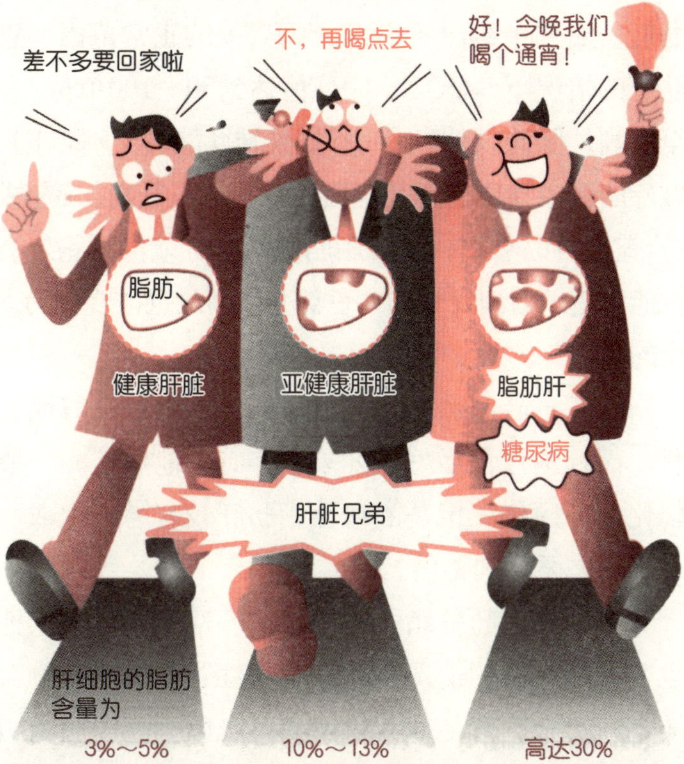

脂肪肝多半与过度饮食、过度饮酒有关，是一种由不良生活习惯而引起的肝病

脂肪肝可能引发心脏病和中风

脂肪肝会导致肝功能低下。但是，肝脏一向“沉默”，除了让患者感觉疲倦和乏力外，并无其他自觉性症状。

所以一般情况下，都是靠化验血液来判断是否患有脂肪肝。右图中给出了GOT、GPT值的正常范围，患有脂肪肝的情况下，GOT、GPT值达到50～100单位/升，甚至更高。除此以外，γ－谷氨酰转肽酶（γ－GTP）、胆碱酯酶、中性脂肪以及胆固醇也会相应升高。B超或者CT检查中可以看到，患有脂肪肝的肝脏就像被霜包裹一般，能清楚地看到发光的白色部分，因此也被戏称为“会发光的肝脏”。

脂肪肝患者虽然肝功能出现异常，但是没有明显的症状，而且治疗预后好。如果不伴有其他病症，一般不会转化为肝硬化。但是酒精性脂肪肝较容易转化成肝硬化，因此需要特别警惕。

另外，如果肝脏脂肪出现堆积，这就意味着其他内脏也会出现类似的情况。血液中中性脂肪及胆固醇含量也随之升高，这就是通常所说的高血脂。高血脂是引发高血压及动脉硬化的原因之一，严重时可能引发心脏病及中风。脂肪肝为我们的生活习惯敲响了警钟，因此，定期体检是不可忽视的。

发光的肝脏——危险的信号

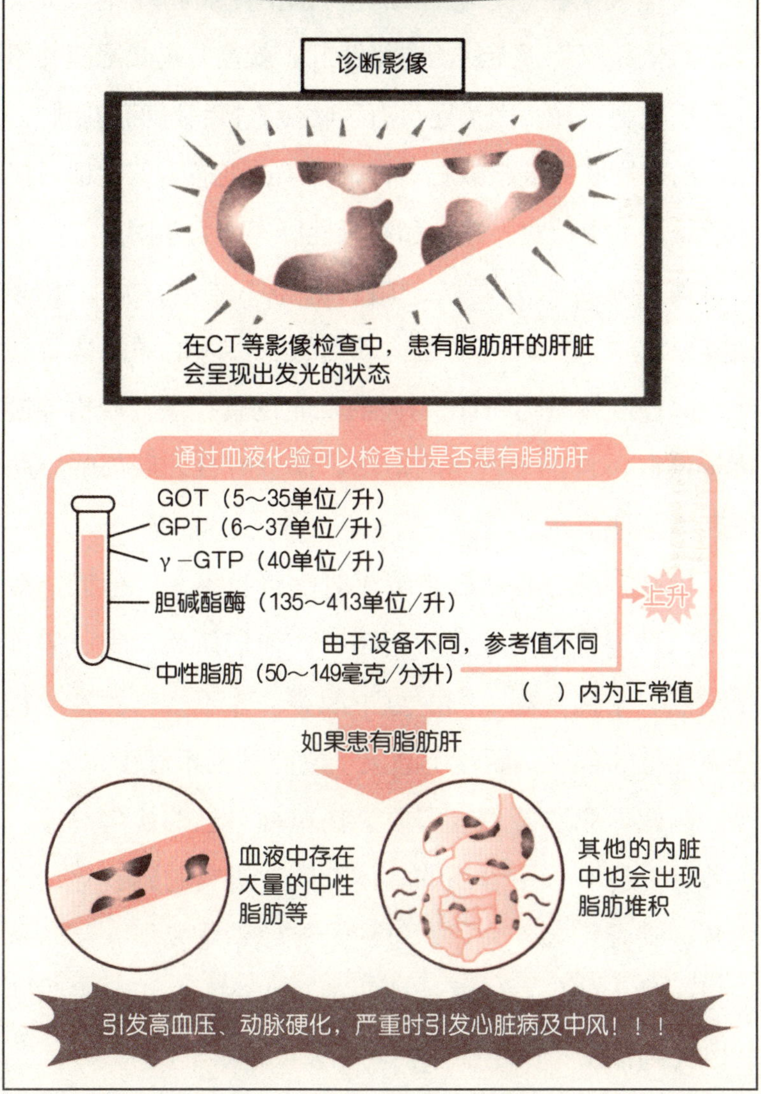
诊断影像
在CT等影像检查中，患有脂肪肝的肝脏
会呈现出发光的状态
通过血液化验可以检查出是否患有脂肪肝
GOT（5～35单位/升）
GPT（6～37单位/升）
γ－GTP（40单位/升）
胆碱酯酶（135～413单位/升）
由于设备不同，参考值不同
中性脂肪（50～149毫克/分升）
上升
（　）内为正常值
如果患有脂肪肝
血液中存在
大量的中性
脂肪等
其他的内脏
中也会出现
脂肪堆积
引发高血压、动脉硬化，严重时引发心脏病及中风！！！

脂肪肝——只靠药物不可治

可能大家在想，吃什么药可以治疗脂肪肝呢？事实上，只依靠药物，无法治愈脂肪肝，就像只喝减肥药并不能真正减肥一样。因为还没有药物能直接将肝部的脂肪去除。治疗脂肪肝就跟减肥一样，必须改变患者的生活习惯才能从根本上治愈。这点和病毒性肝炎大大不同。

其实从另一方面讲，脂肪肝也不难治。脂肪肝多由能量摄取过量加上缺乏运动所致，参考右图的体重标准，以控制体重为目标，按照182页的食疗法，严格控制热量摄取，再加上适当的运动，假以时日，肝部的脂肪便能渐渐地消减。

但是，部分脂肪肝患者平时吃得也不多，他们一般是因为过度饮酒而导致的脂肪肝。他们认为，晚上应该少吃点，于是就喝点酒配点下酒菜。殊不知，酒本身就是高热量的食物，而且下酒菜一般能量也相对较高。

因此，脂肪肝患者需要重新审视自己的饮食习惯。试着将自己一天中食用的具体食物、进食时间、运动方式及运动量记录下来，通过记录应该不难发现，脂肪是哪里来的。然后有针对性地改善，应该有利于改善脂肪肝以及其他由不良生活习惯而引发的病症。

改善生活习惯，治愈脂肪肝

治疗脂肪肝重在改善生活习惯

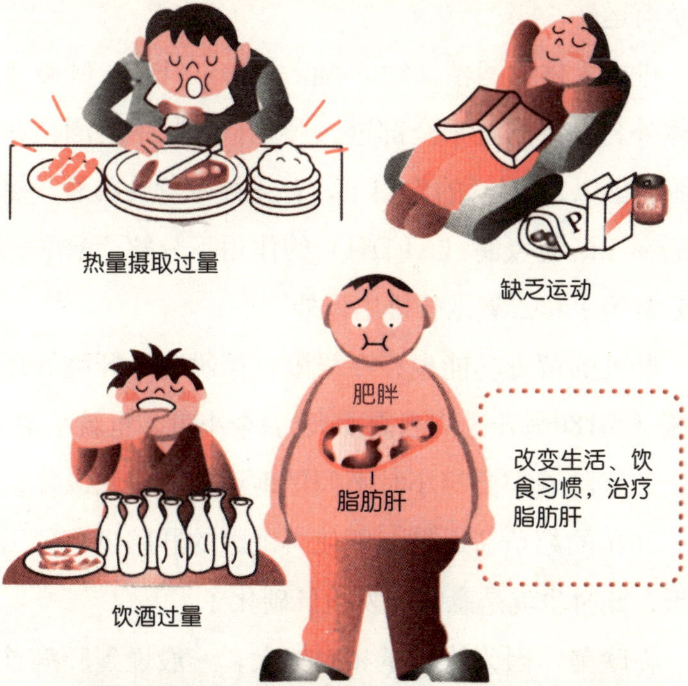

参照下图标准体重计算方法，以减肥为目标

标准体重计算方法

身高（米）×身高（米）×22=标准体重（千克）

例：身高160厘米

1.6（米）×1.6（米）×22=56（千克）

饮酒过量导致的酒精性肝炎

众所周知，长期大量饮酒不利于肝脏健康。肝脏是人体最大的解毒器官，酒精直接经肝脏分解，导致肝脏超负荷运转。

进入人体的酒精，约5%随着尿液、汗液、呼吸等排出体外，剩下的几乎全部进入肝脏。肝脏中的酒精在乙醇脱氢酶（ADH）的作用下，首先被分解为乙醛，然后乙醛在乙醛脱氢酶（ALDH）的作用下分解为醋酸，最后分解为水和二氧化碳排出体外。

肝脏的解毒功能也存在极限。据研究，肝脏处理一小瓶（约180毫升）清酒需要大约4个小时，也就是说6瓶以上，肝脏就需要24小时不间歇地运转。长此以往，10年、20年的超负荷运转，即使再沉默的肝脏也有罢工的一天，此时也就是意味着发生肝硬化了。

在欧美，因为饮酒量相对较大，一般说到肝病首先会想到酒精性肝炎。在日本，近年来，饮酒人群呈年轻化、女性化趋势，因此酒精性肝炎也较为严重。

肝脏过度负荷引发酒精性肝炎

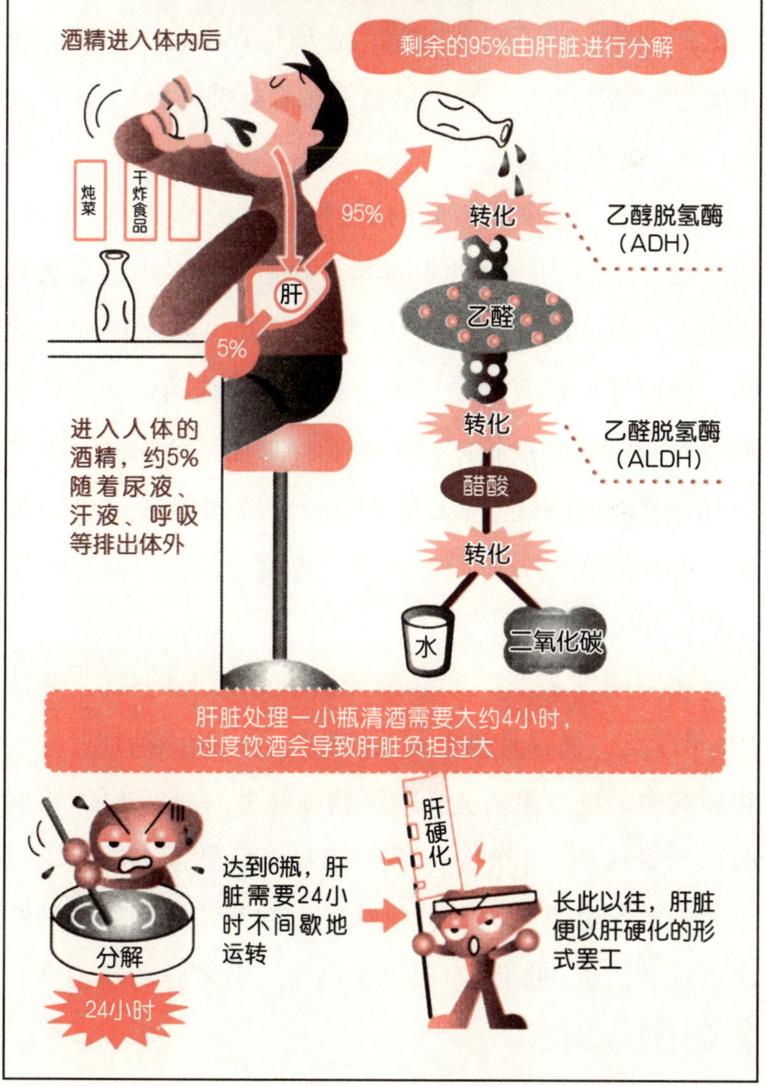

酒精正在一点一点地侵蚀肝脏

酒精性肝炎并非急性发作，患者往往在开始接触酒精的2～3年，没有自觉症状，各项检查也比较正常。但事实上，酒精正在一点一点地侵蚀着肝脏，经5～10年，便出现酒精性肝炎。

患者从开始饮酒到酒精性肝炎，经历了不同的阶段。第一阶段为酒精性脂肪肝。如上节所述，过度饮酒导致肝脏脂肪堆积。这一阶段的患者只要停止大量饮酒，肝脏便能恢复健康。但是如果忽视的话，会导致酒精性肝纤维化。所谓“酒精性肝纤维化”是指肝细胞之间的纤维异常增生，从而导致肝脏表面出现白色的纹理。即使到了这一阶段，患者只要停止饮酒，肝脏同样也能恢复健康。

相关研究表明，如果每天饮酒量大于3小瓶，并持续5年以上，很容易患上酒精性脂肪肝以及酒精性肝纤维化。其中，部分患者会伴有酒精性肝炎。一年365天不间断地大量饮酒，肝细胞遭到严重破坏，从而患者会出现乏力、食欲缺乏、恶心、呕吐、发热及黄疸等病毒性肝炎的症状。肝细胞大面积快速损伤，引发肝功能不全，甚至有性命之忧。

饮酒5～10年，酒精一点一点地侵蚀肝脏

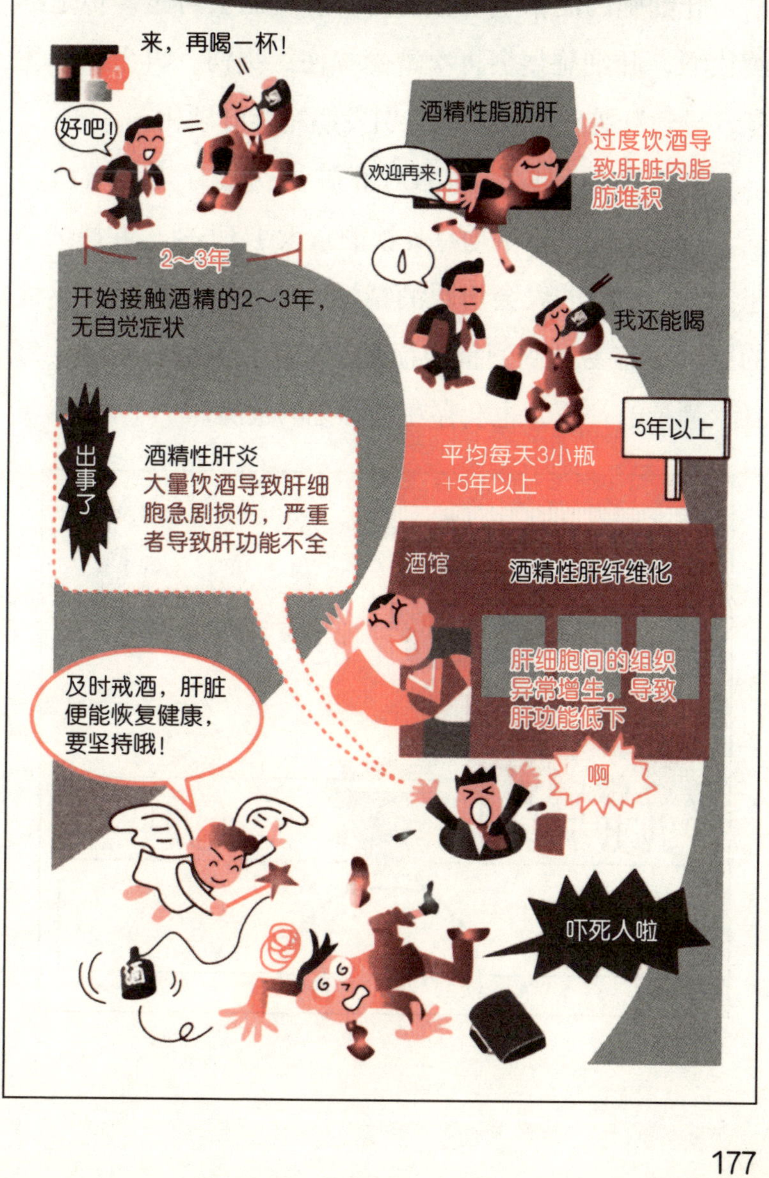

平均每日5小瓶+15年以上=肝硬化

肝细胞因酒精遭受损伤时，肝细胞会再生。但是继续饮酒，肝细胞便会再次遭受损伤。损伤、再生循环往复，导致肝脏纤维化，最终引发酒精性肝硬化。

因为个体不同，饮酒对肝脏损伤的程度也有所不同。一般情况下，平均每日饮酒量大于5小瓶，并持续15年以上，60%的人会出现酒精性肝硬化。女性相对男性的肝脏更容易受到酒精的损害。因此作为女性来讲，每日饮酒量2～3瓶，也会存在肝硬化的危险。

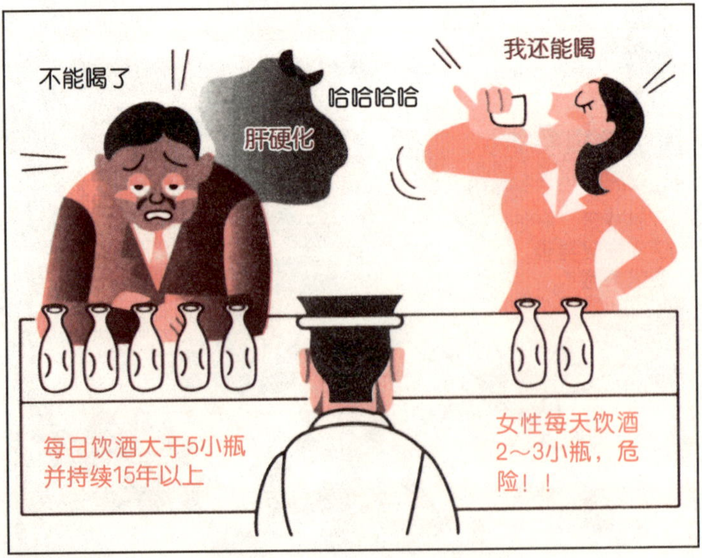

注意饮酒方式，警惕酒精性肝炎

酒精是酒精性肝炎的元凶，因此酒精性肝炎唯一也是最有效的治疗方法便是戒酒。酒精性肝炎的患者，戒酒1～2个月，血液化验时各项指标便能恢复正常。人体的肝脏一晚（8小时）最多能处理55克酒精，55克酒精相当于清酒2小瓶、啤酒2大瓶或威士忌2杯。因此，平时饮酒时，请牢记这些数字。

此外，空腹饮酒对肝脏损伤程度更大。因此，适当进食含有蛋白质、维生素的食物有利于减轻酒精对肝脏的损伤。同时建议，每周1～2天，给肝脏“放假”。

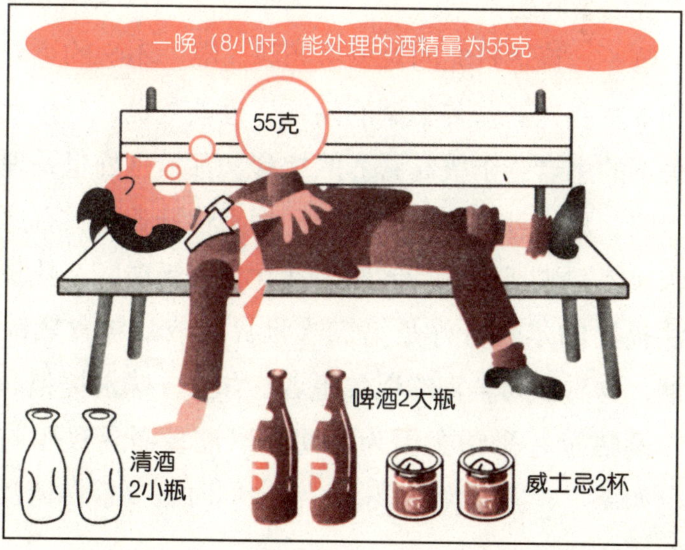

饮食应因“病”制宜

高蛋白、高热量食疗法过时啦？

高蛋白、高热量曾一度被认为是肝病食疗法的根本原则，但是随着医学水平的提高，这种定论已经成为过去。

高蛋白、高热量食疗法是在1948年由美国的内科医生百达（Patek）提出的。百达每餐向酒精性肝硬化患者提供含有3 500千焦热量、140克蛋白质的高营养饮食，在临床实践中取得了极好的疗效。从那以后，高蛋白、高热量食疗法被世界公认。但是结合当时的时代背景不难发现以下问题：

第一，百达研究的对象多为只“喝”不吃的患者，他们本身存在着营养失调的问题。也就是说，对极度营养失调的患者给予极高营养的饮食，预后良好也是理所应当的。那这种疗法是否适用于病毒性肝炎呢？百达的临床实践并未回答这一问题。其次，高蛋白、高热量食疗法提出的年代恰好是第二次世界大战后粮食紧缺的时期，物质极为丰富的现代患者，如果一味地提倡高蛋白、高热量，恐怕会因为脂肪摄取过多而导致脂肪肝吧。如今，营养均衡应该是关键，同时也要警惕糖及脂肪的过度摄取。

高蛋白、高热量食疗法可能导致脂肪肝！？

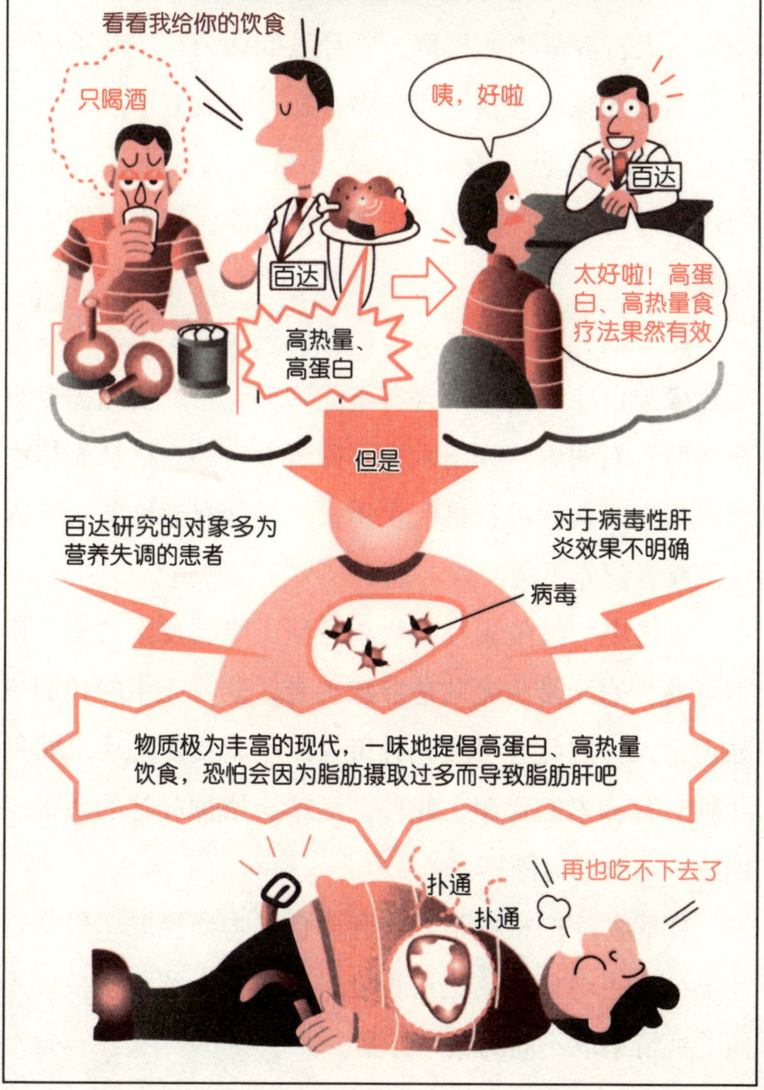

与其节制，不如均衡

所谓营养均衡是指蛋白质、脂肪、糖、维生素、矿物质五大营养素均衡摄取。曾经人们认为，“肝不好的人不能吃油腻的食物”“肉中存在有毒成分不能吃”，而如今的肝病患者没有什么是不能吃的。与其对患者的饮食进行节制，不如考虑怎么样才能保证患者的营养均衡。

要保证患者的饮食均衡，首先患者需要远离方便食品及罐装食品。其次，含有不同营养元素的食品需要组合搭配。右图中，列出六大基础营养食品，请从表格中选取相应的食物进行搭配食用，这样能有效地防止营养过剩或者营养不良。

表格中，维生素及矿物质是糖、脂肪及蛋白质代谢不可缺少的元素。尤其是肝病患者，营养元素的代谢不如正常人，因此有必要充分摄入维生素及矿物质以帮助肝脏对营养素的代谢。此外，酒精会增加肝脏的负担，因此一定要远离酒精。

肝病食疗的根本是六大营养食品均衡摄取，但是也需要结合患者病情的进展程度。下节将介绍如何按照不同的病情采取不同的食疗方案。

六大基础营养食品保证营养均衡

	食品种类	代表性食品	主要营养元素	其他营养元素
1类	鱼、肉、蛋	鱼、贝、墨鱼、章鱼、蟹、鱼糕、鱼卷等；牛肉、猪肉、鸡肉、火腿、香肠等；鸡蛋、鹌鹑蛋等	蛋白质	肉类：脂肪；猪肉：维生素B_1；动物肝脏：铁；鱼、蛋：维生素A、维生素B_2
	大豆	大豆、豆腐、纳豆、油炸豆腐、油炸豆腐团		大豆及大豆制品：钙
2类	牛奶、奶制品	牛奶、脱脂奶粉、奶酪、酸奶等	钙	牛奶、奶粉：B族维生素
	带鱼骨吃的鱼类	鱼干、西太公鱼、小沙丁鱼干等（注：还包括裙带菜、海带、紫菜等海藻类）		
3类	黄绿色蔬菜	胡萝卜、菠菜、小松菜、南瓜等	胡萝卜素（维生素A）	维生素C
4类	其他蔬菜	萝卜、白菜、卷心菜、黄瓜、土豆等	维生素C	蔬菜：钾、钙
	水果	橘子、苹果、梨、葡萄、草莓等		
5类	米饭、面包、面食	米饭、面包、乌冬面、荞麦面、意大利面等	糖分	糙米、胚芽米、薯类：维生素B_1
	薯类	甘薯、土豆、芋头等（注：还包括甜味、点心等糖分含量高的食物）		
6类	食用油、黄油、人造黄油	天妇罗油、色拉油、猪油、黄油、人造黄油等（注：包括蛋黄酱、色拉酱等）	脂肪	黄油，强化黄油：维生素A

不同症状，不同食疗

1.病情稳定的慢性肝炎、肝硬化：多摄入优质蛋白质

病情稳定的慢性肝炎、肝硬化患者，这一时期（代偿期）暂时未出现自觉性症状，患者需多摄入优质蛋白质。

蛋白质含量较高的食品主要有大豆、豆腐、纳豆，脂肪较少的牛肉、猪肉、鸡脯肉、沙丁鱼、鸡蛋及牛奶等。每日应从这些食品中获取的蛋白质量约80克。

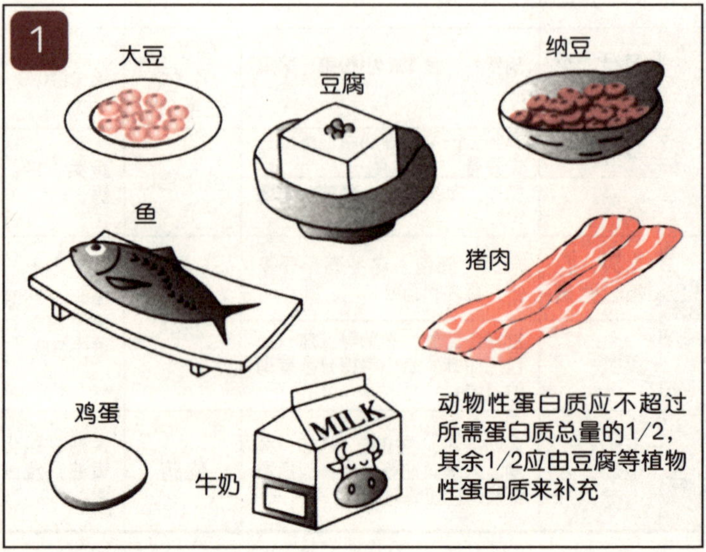

2.无食欲、恶心的急性肝炎：流食为主

急性肝炎发病时，肝细胞遭到破坏，因此需摄入优质蛋白质以利于肝细胞的再生。

然而，发病的前一周左右，患者伴有高热、呕吐、食欲缺乏等症状。虽说此时应进食高蛋白的食物，也需要特别注意营养的均衡，但是这个时候患者往往没有食欲，此时应该考虑借助静脉滴注等来补给营养。

患者恢复食欲后，饮食主要以容易消化的粥类为主，也宜进食冰激凌、酸奶、布丁等较软、易吞咽的食物。略硬的水果、蔬菜等可以制成100%的纯汁饮用，此外，温牛奶也是不错的选择。

2

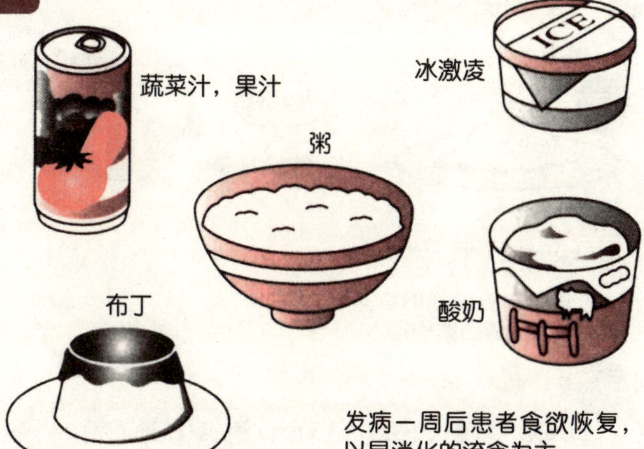

发病一周后患者食欲恢复，以易消化的流食为主

3.肝硬化的发展期：控制盐分、蛋白质

肝硬化相对稳定时，如果出现肝腹水及水肿的症状，也就意味着进入失代偿期。这一时期，会出现一系列的问题。

首先，如果出现肝腹水及水肿症状，应控制饮食中盐分的摄入量。平时饮食中盐分的摄入量应该遵循医生的要求，一般情况下，每天盐的摄入量应该控制在7克以内。可以巧妙地利用佐料、香辛料、醋、甜料酒等来帮助患者渐渐地适应较淡的口味。

其次，肝功能低下时，对体内氨的处理能力也随之降低。因此，要适当控制蛋白质（氨的主要来源）的

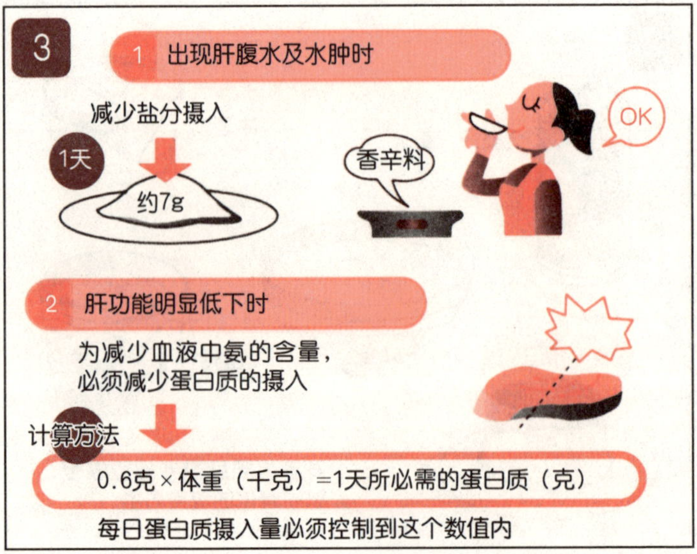

摄入量。近来临床发现，减少患者蛋白质的摄入，结合使用抑制氨上升的支链氨基酸对患者减轻病情有一定作用。

4.肝脏内脂肪堆积：控制热量的摄入量

脂肪肝患者肝脏内脂肪囤积，“减肥”是最好的治疗方法。如图所示，容易患脂肪肝的人群往往饮食习惯上都有共同点。脂肪肝患者每日热量的摄取量应该减少至1 600～2 000千焦。此时还应注意，减少热量摄入的同时必须保证蛋白质、维生素及矿物质的摄入量，以保持营养均衡。

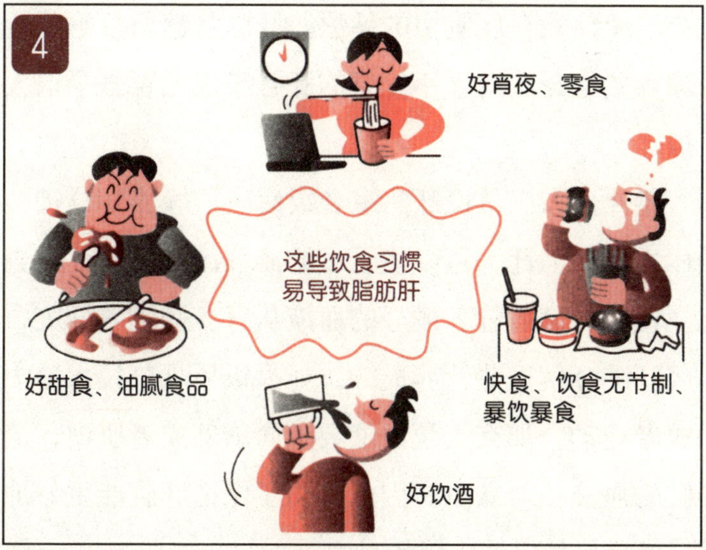

饮食应规律，饭后宜静养

有规律的饮食是治疗和预防某些疾病的根本，对于肝病患者来说，尤为重要。

一日三餐要按时。某一顿不吃，然后下一顿猛吃，或者到晚上很晚吃宵夜，这样打乱了营养的均衡，对肝脏也造成很大的负担。很多营养元素要通过肝脏进行代谢，因此一旦饮食习惯大改变，就会相应地增加肝脏的负担。

比如，上午的活动所需要的能量应该从早餐所摄入的糖分中获取。但是如果不吃早餐，那么人体活动时就会消耗储藏在肝脏中的糖原。肝脏将糖原分解为葡萄糖输入到全身。对于不健康的肝脏来说无疑是个很大的负担。

此外，人们常说肝病患者饭后应该静养30分钟。减少体力上的消耗，可以使更多的血液流经肝脏，促进消化。饭后，满载营养成分的血液从胃、肠流入肝脏，然后经肝脏分解这些营养成分。如果饭后立刻投入脑力劳动或者运动，那么大量血液会流向脑部或者肌肉，流入肝脏的血液相对减少。因此，为了保证肝脏能更好地运转，饭后尽量保持安静状态。

日常生活中的注意事项

不能过分“安静”

以前，一旦诊断出慢性肝炎，就让整天在床上静躺。但是如今，对于病毒性肝炎的研究更进一步，如果患者病情稳定，静养就不那么重要了。

原本肝病患者需静养的根据在于：经过实验证明，患者处于横躺状态相对于站立状态来讲，流经肝脏的血液更多。流经肝脏的血液越多，随着血液带过来的氧气、营养成分就越多，这样有助于肝病的恢复。

的确，饭后横躺有助于减轻肝脏的负担，但是目前暂未发现对于病毒性肝炎是否有所帮助。

也就是说，对于病情稳定的慢性肝炎患者来说，凡事心平气和——“安静”对病情会有所帮助。

因此，不宜体力透支，尽量避免熬夜及过度的劳动，保持规律的生活节奏。

回归职场，慢慢适应

慢性肝炎患者，往往除了担心病情以外，还会担心会不会因此而与社会脱节。

从前慢性肝炎患者住院治疗主要是为了求得静养的场所。患者住院主要以GOT、GPT值为依据，入院2～3个月GOT、GPT值恢复正常，患者便能出院；如果GOT、GPT值又上升，患者再次回到医院，如此循环往复，不利于患者回归社会。好不容易出院了，但是不知道什么时候又进去了，有些患者被迫从原来的工作岗位离开，最糟糕的便是自动离职。但是如今，患者入院治疗目的明确，单单为了一个安静的环境，还不至于让患者入院治疗。

因此，对于病情稳定的慢性肝炎患者来说，长时间的入院治疗及极度的安静没有太大的必要，患者完全可以过正常人的生活。当然也可以回归职场，只是刚开始应该从事较为轻松的工作或者办公室的工作，尽量避免体力劳动及从事奔走于公司外的营销活动。当身体渐渐适应工作，而且肝功能也稳定时，就没有必要太在意了。此时，出差、公司旅行等都不会受影响。

只是，连续的加班或者紧张的出差等，会导致过劳，因此肝病患者还是需要尽量避免。

慢性肝病患者可以回归职场

从前　慢性肝病患者住院以静养为目的。以GOT、GPT值为出入院的参考标准。

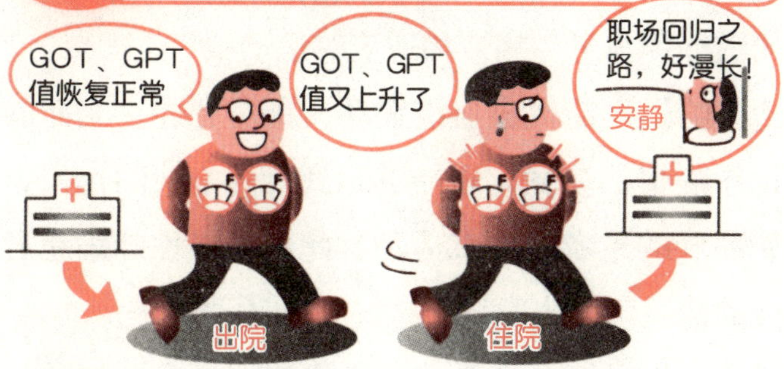

如今　病情稳定的慢性肝病患者没有必要长时间住院治疗，或需要绝对安静的场所

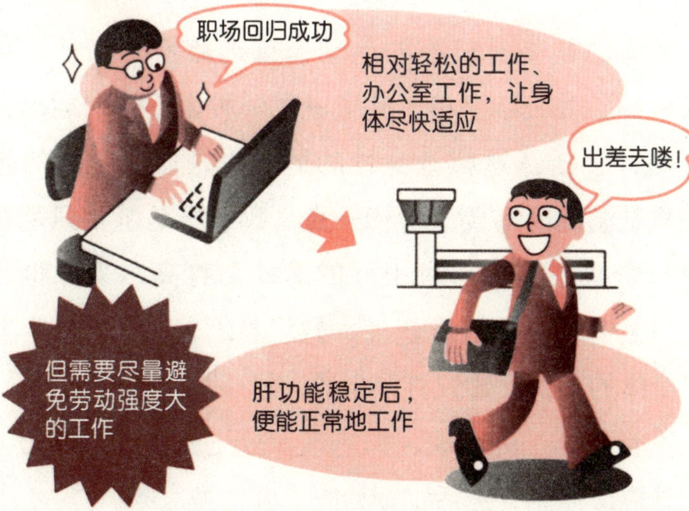

适量运动

运动，对肝病患者似乎不可思议。其实，病情稳定后，适量运动是很有必要的。而且，肝硬化患者如果缺乏运动会导致肌肉衰退，因此一般医生建议患者选择哑铃类的锻炼等与患者病情相适应的运动项目。

适量的运动能促进血液循环、预防肥胖。充沛的体力有助于病情的恢复，还能够起到改善心情的作用，尤其是脂肪肝的患者应该多运动。此外，慢性肝病患者条件允许的情况下，应尝试一些简单的运动。

运动可以结合病情及体力状况来选择合适的项目，诸如网球、长跑、登山等体力消耗较大的运动，应尽量避免。

体力消耗相对较小的运动，首选散步。每日散步约30分钟，并长期坚持，其实就是一种很不错的运动方式。此外，游泳这样全身性的运动也是一个不错的选择，只是游泳时需要节奏慢一点。哪怕不是游，只是在水中行走也不失为一种很好的运动。打高尔夫球也不错，只是有的时候较真起来，只想着怎么得分，就容易忘记身体的状况。建议打个半场，娱乐一下即可。

不管是哪一种运动，都应该十分注意自己的体力，累了就应该休息。然后定期检查，并谨遵医嘱。

散步的基本姿势

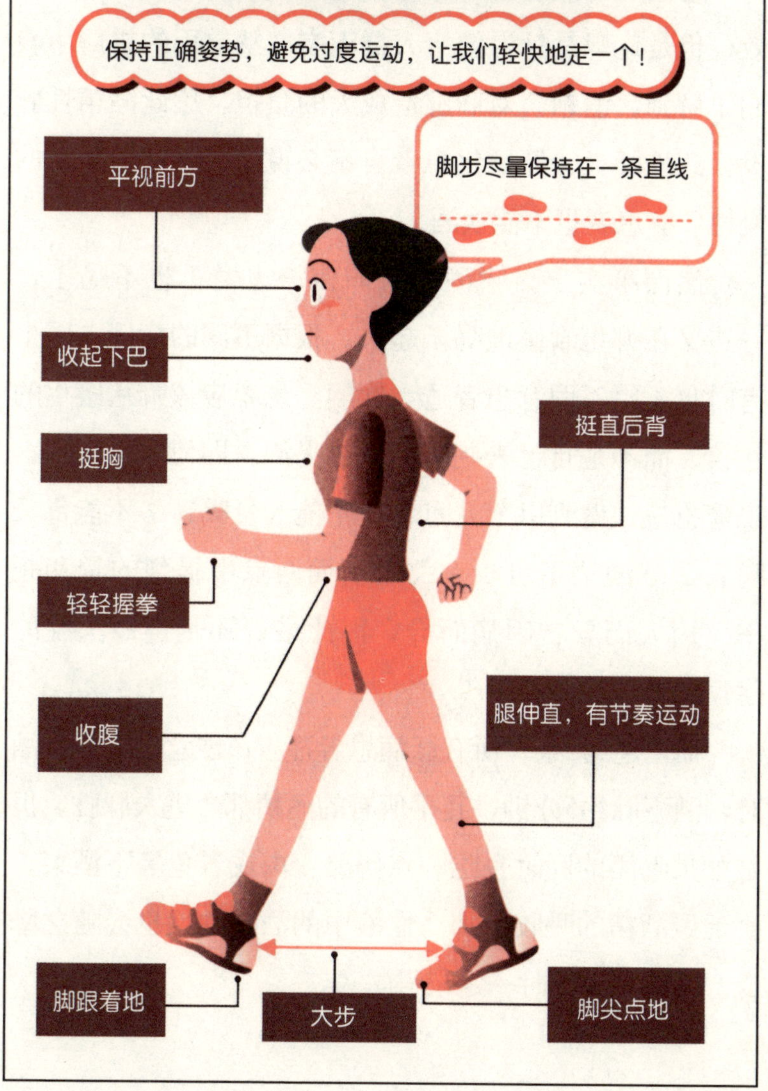
保持正确姿势，避免过度运动，让我们轻快地走一个！
脚步尽量保持在一条直线
平视前方
收起下巴
挺胸
挺直后背
轻轻握拳
收腹
腿伸直，有节奏运动
脚跟着地
大步
脚尖点地

◆ 病愈饮酒，谨遵医嘱

适量的饮酒有排解压力、增进食欲、促进睡眠等功效，但是这只是针对健康人群而言。从前面的讲解中我们了解到，酒精会对肝脏造成大的负担，因此酒精性肝炎、急性肝炎、肝硬化患者自不必说，甚至病情稳定的慢性肝病患者也不能饮酒。

然而事实上，嗜酒的人即使一边说再也不喝了，一边又在哪里偷偷地喝了起来。根据不同的病情，医生有时也不得不同意患者适当饮酒。患者应该听从医生的建议，而不是自己来判断是否能喝酒。即使医生允许，患者也应该做到以下几点：①不能大量喝；②不能每天喝；③下酒菜不可少。关于前面两点中提到的量和频率，因人而异、因病而异，因此最好还是遵照医生的建议。

而上述第3条，所有肝病患者都应该注意。空腹饮酒时，酒下肚约5分钟，几乎所有的酒精都会进入肝脏。但是如果喝酒的同时也吃一点奶酪、肉或者鱼等下酒菜，会延缓酒精的吸收，那么血液中的酒精浓度也会随之降低。因此，喝酒时一定记得吃菜。

护肝三原则

肝病患者按说不应该沾酒，但是如果实在戒不掉时，请听医生的建议

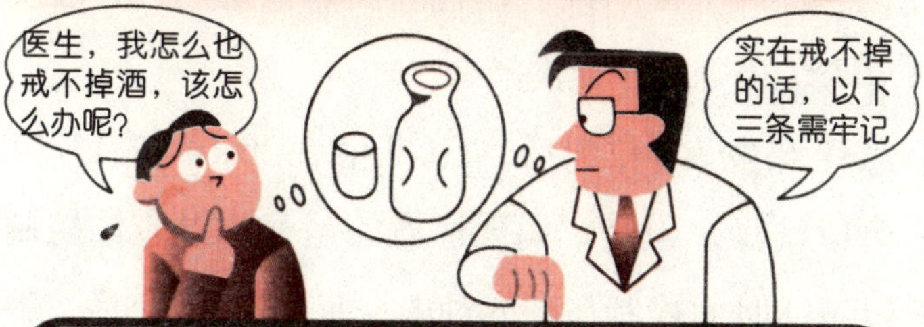

饮酒三原则

1 不能大量喝

2 不能每天喝

3 下酒菜不可少

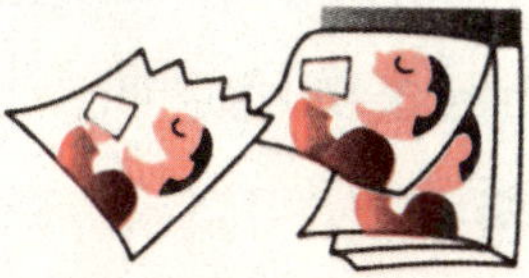

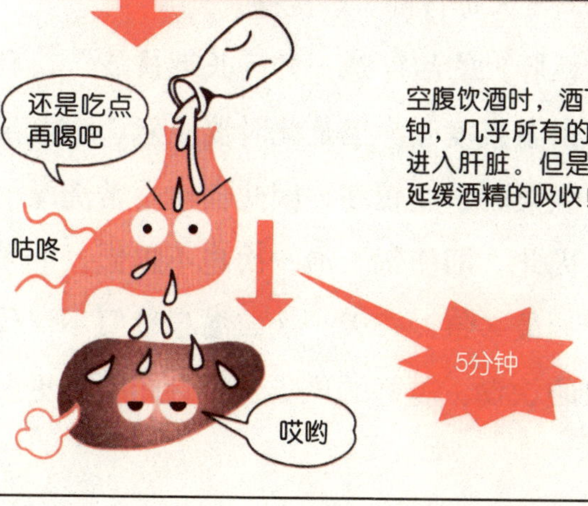

空腹饮酒时，酒下肚约5分钟，几乎所有的酒精都会进入肝脏。但是下酒菜能延缓酒精的吸收！！

洗澡：水要温热，时间要短

大家可能意想不到，洗澡需要消耗大量能量。据相关研究表明：洗澡30分钟消耗的能量相当于跑1 000米。因此，急性肝炎发病期、慢性肝炎非稳定期，一般要求患者静养，原则上不能洗澡。

急性肝炎发病2周后，GOT值在200单位/升以内时，可以洗澡。但是，需要注意的是，水温应该控制在42℃以下，时间控制在15分钟内，每周1次。之后，根据检查结果，洗澡频率可以增加到每周2次、3次等。

慢性肝炎的稳定期，每周可以洗澡2～3次。只是同样需要注意使用温水、时间要短。此外，尽量选择淋浴，这是因为相对泡澡来说，淋浴能节省体力。如果只是轻微的流汗，夏天每日都可以洗澡。

另外，慢性肝炎的治疗是一种“长期抗战”，有的患者可能想到去温泉度假。但是此时要注意，泡温泉一定不能过度。温泉的水温较高，因此会比平常洗澡消耗更多的体能。因此，即使每天泡一次也不提倡。如果长期在温泉休养，最多每2～3天一次。温泉度假不仅仅只有温泉，可口的饮食、美好的风景一定会带给您更多的享受。

肝病天敌：感冒和便秘

即使是健康人，感冒后，化验血液时GOT值也是偏高的。这主要是病毒的影响，大多数情况下都只是暂时的现象。然而对于慢性肝炎患者来说，感冒会导致体力及抵抗力降低，从而导致肝病复发或者恶化。因此，慢性肝炎患者一定要注意预防感冒。

预防感冒，首先是不要接触已经感冒的人。流感季节，尽量减少乘坐满员的公交车，此时也不宜去看望感冒的患者。此外，压力和疲惫也会增加感冒的概率，尤其是精神上的压力会使人体免疫力降低。因此，要尝试释放压力，比如可以借助自己的某些爱好或者运动等来释放压力。

肝病患者还需要警惕便秘。持续便秘会导致肠内氨等有害物质的积累，而对这些有害物质进行解毒的正是肝脏。肝功能低下时，解毒能力跟不上，尤其是肝硬化的发展期，体内积聚的大量的氨到达脑部，会导致患者昏迷。

规律的生活习惯及适量的运动有利于缓解、消除便秘。其次，试图养成早餐后大便的习惯。此外，饮食中应多摄入纤维含量高的蔬菜、水果等。

因病得福

慢性肝炎的治疗需要“长期抗战”。因此，长时间的食疗是必不可少的。对于病情稳定的慢性肝炎患者来说，饮食方面没有太多的限制，主要是以蛋白质为主的营养均衡饮食为主，这正是身体健康及预防其他疾病的基础。肝硬化患者要求饮食中控制盐分的摄取，少盐有利于预防高血压等疾病。

此外适当的运动不仅有助于减肥和预防肥胖，还可以使肌肉、心肺功能等得到锻炼。

反过来看，如果没有患上肝病，生活会是怎样呢？想吃什么就吃什么，想喝多少就喝多少，运动可做可不做。如今随着肝病研究的进步，出现了很多连肝硬化也有很好效果的药物，肝病患者借助这些药物，以及规律的饮食、适量的运动，更注意身体的健康，反而可能比健康人的寿命更长。

因此，诊断出慢性肝炎，并不等于人生从此画上句号。请积极向前看，积极配合治疗。

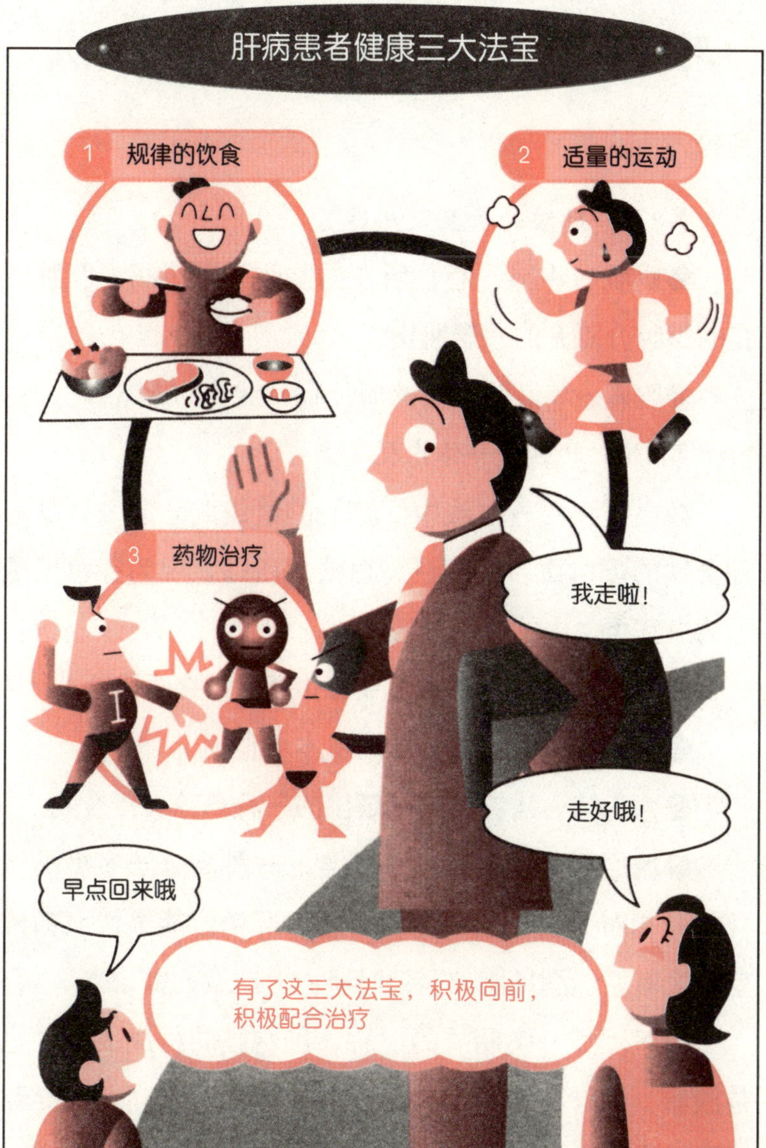

肝病患者健康三大法宝
1 规律的饮食
2 适量的运动
3 药物治疗
我走啦！
走好哦！
早点回来哦
有了这三大法宝，积极向前，积极配合治疗

难解病名及医学用语解说

第1章　肝脏

第2页　肝脏的位置及构造

●膈肌→将肺、心脏所在的胸腔及胃、肠、肝脏所在的腹腔分隔开的一层肌肉。

●胆囊→将肝脏分泌的胆汁临时储存的器官。

第4页　肝脏——体内化工厂

●血红蛋白→血液中红细胞的组成成分之一。是一种含铁的蛋白质，呈红色。血液之所以显现为红色正是因为血红蛋白中的色素导致。

第6页　代谢功能——生成身体所需的营养成分

●氨基酸→构成蛋白质的基本单位。

●葡萄糖→从糖类中分解出的一种单糖类化合物。

●糖原→肝脏及肌肉中所含的一种高分子多糖类化合物（相对分子质量高达百万）。肝糖原能维持血糖浓度、肌糖原能满足剧烈运动时肌肉对能量的需求。

●胆固醇→类脂质的一种，细胞膜的构成成分，也是激素、胆汁酸合成的必要成分。胆固醇过高，是导致动脉硬化的主要原因。

●高脂血症→血液中甘油三酯、胆固醇等成分过量的症状。胆固醇过量时成为高胆固醇血症，甘油三酯过量时称为高甘油三酯血症。

第10页　胆汁分泌功能——帮助脂肪消化与吸收

●脂溶性维生素→指易溶于油和脂肪，不溶于水的维生素。维生素A、维生素D、维生素E、维生素K等都属于脂溶性维生素。与此相对的是水溶性维生素，如复合维生素B、维生素C等。

●肝内胆管→位于肝脏内，把由肝脏分泌的胆汁输送到肝外的胆管。

●胆总管→将胆囊中储存的胆汁输送至十二指肠的胆管。

●胰液→由胰脏所分泌的消化酶。有助于蛋白质、糖分、脂肪三大营养素的分解及吸收。

●黄疸→由于血清中胆红素升高导致皮肤、黏膜、巩膜发黄的症状。

●溶血性贫血→健康人体的红细胞有120天的寿命，衰老的红细胞在脾脏内被吞噬。但是，由于某些原因红细胞寿命缩短，骨髓的造血功能代偿不足，导致贫血，称溶血性贫血。

第16页　80%重度肝炎为病毒性肝炎

●原发性胆汁性肝硬化→请参考“专栏1”（第34页）。

●遗传性代谢病→摄入人体的食物经过消化吸收，在各种酶的作用下分解、合成等复杂的化学过程称作“代谢”。代谢无法正常进行时称作“代谢病”，糖尿病、高脂血症等都是常见的代谢疾病。其中，由于遗传导致的代谢疾病称作“遗传性代谢病”。

第18页　非病毒性肝炎

●肾上腺皮质激素类药物→由肾上腺分泌的激素统称“肾上腺皮质激素”。肾上腺皮质激素主要包括糖皮质激素、盐皮质激素及性激素三种。其中糖皮质激素具有免疫和消炎作用，由人工合成的具有肾上腺皮质激素相似或者相同生物活性的药物称作“肾上腺皮质激素类药物”。

第20页　药物性肝炎——药物引起肝脏损伤

●过敏反应→某种食物、药物、花粉、室内尘土等，进入人体后，被部分人体视为异物，人体免疫系统因此而产生的一种过度免疫反应。过敏反应诱发全身性的各种过敏症状称为过敏。

第30页　每年有近5万人死于肝病

●感染症→病毒、细菌等病原微生物侵入人体，并进行增殖而导致的疾病称感染症。

第2章　病毒性肝炎的分类和发病机制

第36页　什么是引发肝炎的“免疫”

●抗原→病毒、细菌等能刺激生物体产生抗体的物质。对于过敏体质的人来说，某些特定的食物、花粉等可能成为抗原。

●抗体→在人和动物体内，由于特定的异物（抗原）入侵刺激机体而在细胞中产生的一种能与相应抗原特异性结合的具有特殊功能的蛋白质——免疫球蛋白（Ig），免疫球蛋白分为IgM、IgG、IgA、IgD、IgE五大类。当体内抗原入侵时，机体产生对应的抗体，当抗原再次入侵时，由于体内已经存在该抗体，抗原因此会被迅速排出。

●中性粒细胞→具有免疫功能的白细胞的一种。能够直接攻击进入体内的抗原，和巨噬细胞一起被称为吞噬细胞。

●淋巴细胞→具有免疫功能的白细胞的一种。可分为B淋巴细胞（B细胞）、T淋巴细胞（T细胞）、NK淋巴细胞（NK细胞）等。其中，B细胞能产生抵抗抗原攻击的抗体。

第38页　肝炎本身损害肝细胞

●细胞毒T细胞→免疫细胞中淋巴细胞的一种。淋巴细胞大致可以分为：具有清除病毒感染细胞功能的细胞毒T淋巴细胞（Tc）、具有协助细胞免疫功能的辅助型T淋巴细胞（Th）及具有免疫负调节功能的抑制性T淋巴细胞（Ts）三大类。

●人体白细胞→传导病毒入侵信息的特殊蛋白质，又名“HLA”。HLA中有特殊的低洼处，细胞将自身的蛋白质碎片储存于此，病毒入侵时，细胞将病毒的碎片储存于此，然后将病毒感染的信息传导给细胞毒T细胞。

第44页　甲肝：“华丽登场”“戛然谢幕”

●上呼吸道→呼吸时，气流所经过的通道叫呼吸道。从鼻腔、口腔吸入的空气在到达喉部前，和摄入体内的食物是同一通道。鼻腔、口腔、喉这些部位称为上呼吸道。从喉部开始，食物通过食管、空气通过气管进入体内。喉部以后的气管、支气管等部位称为下呼　　吸道。

第48页　“进口乙肝”患者，不值得同情

●预防母婴传播→是指预防携带病毒的母亲将自身

病毒传染给出生的孩子。母亲感染乙肝病毒，极有可能遗传给自己的孩子。因此，可以通过注射含有乙肝抗体的免疫球蛋白及乙肝疫苗来彻底阻隔母婴传染。

第50页　乙肝的发病症状

●透析治疗→人体的肾脏能将血液中的代谢废弃物转化为尿的形式排出体外。但是由于某些原因，肾脏功能极度低下（肾功能不全），肾脏无法实现该功能。利用透析装置将来自患者动脉的血液导出体外净化后再还原到静脉，这一治疗方法叫“透析治疗”。

第52页　85%的慢性乙肝能自然转成非活动状态

●变异株→由于基因改变而产生的和原本的病毒性质不同的病毒。

第54页　输血及血制品的使用曾经是主要传染途径

●卖血年代→详情请参考“专栏2”（第130页）。

第60页　新的感染者基本不再出现

●未加热血制品→没有经过加热处理的血液制品，其中包括被艾滋病毒污染的血制品。最新调查表明，其中有一部分是被丙型肝炎病毒污染的血制品。

第3章　肝炎的治疗

第69页　通过血液、尿液检查出的肝脏异常

●酶→体内多种成分在进行分解、合成时所必需的物质。酶能促进分解、合成或者起到抑制作用。

●单位→酶单位（units），是酶发生活力作用的计量单位。

第80页　肝炎病毒类型的检查

●HAV抗体→甲型肝炎病毒（抗原）所对应的抗体。

●HBs抗原、HBe抗原、HBc抗体→乙型肝炎病毒细胞是由HBs抗原、HBe抗原、HBc抗原构成。三种抗原分别对应的抗体为：HBs抗体、HBe抗体和HBc抗体。

●HBV-DNA→承担遗传信息的核酸可分为脱氧核糖核酸（DNA）和核糖核酸（RNA）两大类。HBV-DNA是乙肝病毒的脱氧核糖核酸（即乙肝病毒基因）。

●HCV-RNA→指丙肝病毒的核糖核酸。

第96页　干扰素的副作用

●甲状腺功能异常→位于颈部甲状软骨下方的甲状腺的激素分泌功能出现异常的状态。激素分泌过多的状态称作甲状腺功能亢进，分泌过少的状态称作甲状腺功能减退，甲状腺功能异常会引发全身的各种症状。

●间质性肺炎→吸入的空气通过支气管输送至肺部，

支气管末端与半球状囊泡即肺泡相连。肺泡与毛细血管壁之间的壁称作间质，肺间质的炎症称之为间质性肺炎。

第100页　拉米夫定——强力抗病毒药

●耐药毒株→对药物具有抵抗性（药物无效）的病毒。

第120页　急性暴发性肝炎的鉴别与诊断

●胆碱酯酶→请参照第77页（ChE）

第122页　急性暴发性肝炎存活率上升至80%

●急性肝功能衰竭→由暴发性肝炎等引发的肝功能急剧显著降低的状态叫作急性肝功能衰竭。

●脑死亡后肝移植→由于各种原因导致的脑部损伤，无论用什么方法，脑功能处于非可逆性状态叫作脑死亡。从脑死亡患者的体内取出肝脏并移植到肝病患者体内的治疗方法叫作脑死亡后肝移植。与此相对，从健康人体内取出部分肝脏进行移植的方法叫作活体肝移植。

第4章　肝硬化、肝癌的治疗

第162页　“微波凝固疗法”与“射频消融疗法”

●射频消融疗法→使用射频照射癌变部位杀死癌细胞的治疗方法。主要用于不接受手术治疗的患者及癌变部位手术有困难的患者。此外，还可以用于手术后防止癌细胞转移，或与其他治疗方法联合使用等。

●温热疗法→该疗法利用癌细胞不耐热的特性，使用温水或者激光等对全身或局部加热来杀死癌细胞的治疗方法。

以上为本书中出现的难解病名及医学用语的解说。在书中使用*标识，在阅读过程中可参考以上解说。